慢性腎臓病患者とともにすすめる SDM 実践テキスト

患者参加型医療と共同意思決定

編集　腎臓病SDM推進協会

医学書院

慢性腎臓病患者とともにすすめる SDM 実践テキスト
—患者参加型医療と共同意思決定

発　行　2020 年 9 月 15 日　第 1 版第 1 刷©
編　集　腎臓病 SDM 推進協会
発行者　株式会社　医学書院
　　　　代表取締役　金原　俊
　　　　〒113-8719　東京都文京区本郷 1-28-23
　　　　電話　03-3817-5600（社内案内）
印刷・製本　三美印刷

執筆者一覧

編集

腎臓病 SDM 推進協会

執筆（執筆順）

小松康宏	群馬大学大学院教授・医療の質・安全学
平塩秀磨	広島大学病院病院診療講師・腎臓内科
正木崇生	広島大学病院教授・腎臓内科
満生浩司	福岡赤十字病院腎臓内科部長
不動寺美紀	福岡赤十字病院専門外来師長
池田　綾	福岡赤十字病院透析室看護師長
上川康貴	福井県済生会病院内科医長・血液浄化療法センター長代行
和田隆志	金沢大学教授・腎臓内科学
鶴屋和彦	奈良県立医科大学教授・腎臓内科学
猪阪善隆	大阪大学大学院教授・腎臓内科学
北村温美	大阪大学医学部附属病院中央クオリティマネジメント部・助教
森　建文	東北医科薬科大学教授・腎臓内分泌内科
櫻田　勉	聖マリアンナ医科大学准教授・腎臓・高血圧内科
柴垣有吾	聖マリアンナ医科大学教授・腎臓・高血圧内科
酒井　謙	東邦大学教授・腎臓学
阿部雅紀	日本大学教授・腎臓高血圧内分泌内科
西　慎一	神戸大学大学院教授・腎臓内科
牛込秀隆	京都府立医科大学病院教授・移植再生外科
伊丹儀友	伊丹腎クリニック理事長
内田明子	聖隷横浜病院総看護部長
伊藤恭彦	愛知医科大学教授・腎臓・リウマチ膠原病内科
鬼無　洋	愛知医科大学特任准教授・腎臓・リウマチ膠原病内科
石田真理	東海大学医学部付属八王子病院腎内分泌代謝内科講師
寺脇博之	帝京大学ちば総合医療センター第三内科(腎臓内科)教授・腎センター長
中山昌明	聖路加国際病院腎センター長・腎臓内科部長
松村満美子	元・NPO法人腎臓サポート協会理事長

序

　本書は，21世紀になって医療政策や医療の現場で重要視されている「患者参加型医療」，特にその大前提となる「共同意思決定（shared decision making；SDM）」に関する教科書であり，実践の手引きである．

　医学や情報科学の発展によって，医療者も患者も最新の医学情報にアクセスすることが可能となり，多くの治療選択肢のなかから最善と思われるものを選ぶことができるようになった．EBMの普及とともに，エビデンスに基づいた診療ガイドラインも多数作成され，治療法を決定するうえでの道筋が示されている．インフォームド・コンセントも不可欠のものとなっている．その結果，治療法の決定は容易になったのか，患者にとって，また医療者にとっても最善の，満足できる医療上の決定が下されるようになったのかといえば，残念ながら理想と現実にはまだまだ大きなギャップがある．

　筆者の専門である腎臓・透析医療を例にとってみたい．わが国では毎年約3万名の末期腎不全患者が透析療法を開始するが，97%が通院血液透析を選択する．腹膜透析の普及率は3%に満たず，全国的には1%未満の県も存在する．欧米での腹膜透析選択率は10〜20%であり，諸外国に比べあまりに差がある．わが国の血液透析の技術，体制，成績は世界のトップレベルにあるが，それゆえに大多数が血液透析を選択するわけではない．腎代替療法選択の説明や決定にプロセスにも改善の余地がありそうである．

　がんの治療法も発展し，手術療法1つにしても腹腔鏡下の手術，ロボット手術などの選択肢も広がり，化学療法，免疫療法，放射線療法など複数の選択肢がある．患者の身体に与える侵襲程度，合併症のリスク，生活に与える影響，医療費の自己負担の程度もさまざまである．そのなかから，後悔しない，最善と思われる決定を下すことは難しい．

　こうしたなかで広まっているのが医療者と患者が医学的情報と患者の価値観，意向を共有し，共同で最善の決定を下す「共同意思決定（SDM）」である．SDMに対する医療者の関心も急速に高まりつつあるが，実践にあたって苦慮している医療者も多い．本書は，腎代替療法選択を例にとり，患者参加型医療の中心となるSDMを進めるのに必要な理論と具体的な実践手法を示したものである．

　第1章では患者参加型医療について，またその根幹となる治療法決定に患者が主体的にかかわるためのSDMとの関係を概説する．第2章ではパターナリズム，インフォームド・コンセント，SDMという意思決定の3プロセスについて概説する．第3章では，SDMについて詳しく述べるとともに，患者から「お任せします」といわれたときにどう考えるかも解説する．第4章では，SDM実践にあたって用いられる意思決定支援ツールについて概説するとともに，代表的な意思決定支援ツールや国外の資料を紹介する．第5・6章では，医療者が

実際に SDM を実践するにあたって参考となる手法を実例とともに紹介する．また，第 7 章でサイコネフロロジーの見地から共同意思決定との関連を解説している．第 8 章では，多職種の視点で共同意思決定の進めかたや課題を述べる．また第 9 章で，各施設で職員対象に SDM の研修を企画する際の参考となるように，腎臓病 SDM 推進協会が提供している SDM 研修セミナーの内容を紹介する．これを参考に，読者が自施設で研修を企画，実行することを期待したい．第 10 章では SDM の評価法について概説し，第 11 章で SDM を普及させるための課題，今後の展望について考える．

　SDM は，法律，倫理学，健康教育，コミュニケーション学，現場の医療者など多様な専門家が研究と実践を重ねて発展してきた学際領域である．目指すものは同じでも，定義，対象，実践手法は必ずしも一致しない．本書は，長年，腎臓・透析医療の第一線で腎代替療法の選択について患者・家族と話し合ってきた経験をもち，腎臓病領域で SDM を推進することを目指す「腎臓病 SDM 推進協会」の幹事を中心とした執筆陣によってつくられた．理論的解説だけでなく，現場の実践に基づいた例も多く含まれており，広く活用していただけるものと思う．

　本書によって，患者参加型医療と SDM に対する理解が深まり，患者にとっても医療者にとっても満足できる医療の実現につながることを期待したい．

　最後に，本書の企画から出版までご尽力いただいた医学書院の塩田高明氏，腎臓病 SDM 推進協会の活動を支えていただいた多くの方々，腎臓病 SDM 推進協会のセミナーに参加していただいた大勢の医師，看護師，医療スタッフの皆様に，深く感謝いたします．

　2020 年 9 月

著者を代表して　小松康宏

推薦のことば

　かつて医療の現場では，医師・医療者と患者・家族との間には医療情報に関する大きな非対称性があった．医師は権威主義的となり，患者は受動的な態度を強いられるパターナリズムが常態であった時代もある．その後，患者の自主尊重とインフォームド・コンセントの重要性が広く認識され，同時に情報技術が目覚ましく発達した．疾患や治療，治療効果に関する情報は医師が独占するものではなく，患者にも広く開かれるものとなった．医療は選択の連続である．多くの治療法は絶対的な益ではなく，リスクや不利益との天秤で評価されるものである．そこに患者の価値観と意向も反映されなくてはならない．患者は自身の将来に関して不安をもつのが通例であり，意向形成が容易でないことも多い．患者が真に望むところは何か，言語化できない desire を洞察する力も必要となるだろう．今後，shared decision making（SDM）は医療の現場で広く実践されることが求められる．SDM の重要性を早くから理解し，普及啓発活動に尽力されておられる小松康宏氏に深甚の敬意を表したい．

　病気はいずれも不条理であり，なぜ自分が，という問いに答えることは容易ではない．SDM は患者の孤立感と苦悩を緩和させるうえでも有用であろう．本書が多くの関係者に読まれ，SDM が普及することを強く望んでいる．

日本腎臓学会理事長　柏原直樹

　患者参加型医療と共同意思決定（SDM）は今では皆が使う言葉となったが，医療においてはじめて SDM という言葉が使用された始まりは 1972 年に Robert Veatch による「医学における倫理に関する報告」といわれている（Veatch R. The Hastings Center Report 2, 5-7, 1972）．それまでの，パターナリズムと呼ばれた医師が主体となる治療方法の決定から，患者へのメリット・デメリットを中心とした説明（インフォームド・コンセント）が行われるようになり，さらに治療への患者参加から SDM へと大きく変化してきたのは医師−患者関係の変化から当然の流れといえよう．そこに大きく影響を与えているのは近年の ICT（information and communication technology，情報伝達技術）の進歩である．患者は医療に関する多くの情報を ICT を用いることでいつでも容易に手に入れることが可能となった．さらに急速な医療の進歩に伴い，医療の選択肢が増えたことも SDM が当たり前となった大きな流れの原因といえよう．きちんとした SDM を行うために医療者側は十分な情報と SDM の技術を獲得することが必須となり，SDM は今後の医療教育でも重要な項目となっている．

　欧米では当然となってきた SDM であるが，本邦，特に慢性腎臓病の分野では，理論的にきちんと体系だって説明している SDM の教科書はこれまでになかった．小松先生が中心となって完成させたこの SDM に関する実践的なテキストは，今後腎臓病における SDM の重

要な教科書となるであろう．多くの医療者にとって本書が医療の役に立ち，バイブルとなることを期待している．

日本透析医学会理事長　中元秀友

　本書の刊行おめでとうございます．腎不全となった患者にとって，満足のいく腎不全医療を受けるには，血液透析・腹膜透析・腎移植という3つの治療法の選択のチャンスが与えられることがまず必要であります．この3つの治療法は確立された医療であり，これらに対する医療情報の提供に偏りがあってはなりません．そして治療法の選択を進めていく過程では，腎臓病の純医学的な要件に加え，患者の社会背景，家庭環境，経済状況などさまざまな状況を考慮し適切な助言を行い，患者とともに考え治療法を選択することが重要です．さらに腎不全患者が高齢化するなか，上記に加え介護を必要とする場合も多く，医療連携の点も含めた治療法選択が必要となってきます．本書は腎臓病領域を対象とした本邦初のSDMに関するテキストであり，患者にとってまた医療者にとっても満足のいく治療選択につながることを期待してやみません．

　最後に，本書の代表者である小松康宏先生，ならびに各執筆者の先生方に対して惜しみない賞賛を送ります．

日本腹膜透析医学会理事長　水口　潤

　腎移植は慢性腎臓病(CKD)に対する確立した治療法です．2019年には2,037件もの腎移植がわが国で行われています．成績も年々向上しており，海外と比較してもトップの成績です．腎移植には亡くなった方の提供による献腎移植と親族からの提供による生体腎移植がありますが，わが国では90%近くが生体腎移植です．最近では血液型が異なる提供者からの血液型不適合腎移植や透析導入前の腎移植(preemptive kidney transplantation；PEKT)も増加し，成績も良好です．

　末期腎不全の治療選択として，血液透析，腹膜透析，腎移植がありますが，それぞれにメリット，デメリットがあります．どの治療法を選択するかは，医師を含めた医療関係者の決めることではなく，年齢，原疾患，生活環境，職業，学業など個人のライフスタイルに沿って決定すべきものであると思います．そのためには，十分な情報提供と患者さんが参加する共同意思決定すなわちSDMが必要であると考えます．

　本書はSDMについて，その理論に加えて，実際の症例を提示し，具体的な進め方やツールの使用法など実践的に学べる，極めて価値あるテキストであると思います．腎臓内科医，透析医，腎移植医にとってのバイブル的存在となることを確信します．

日本臨床腎移植学会理事長　剣持　敬

　末期腎不全に至った患者に療法選択に関する説明を行い，次のステージに送る機会が増えている．患者にとっては一大事で，頼りにしていた腎臓がいよいよ単独では機能しなくなるということと，選択する治療はいずれも自分の命や今後の生活に影響を及ぼすことに衝撃を受ける．保存的腎臓療法を含め，腎代替療法を患者に理解してもらい，身体的側面だけではなく患者の人生観，日常生活などを加味し患者にとって適切と思われる選択を行っていくことの重大さは想像できよう．

　治療の決定を医療者側にお任せしていた時代から，細かく説明はされるが選択を患者側に委ねられた時代を経て，新たにSDMという考え方が提唱されている．患者とともに治療などに関して決定していくという考え方の背景には，医療者がより患者個々の理解力や事情を加味しながら適切な治療への選択をサポートする必要があったと推察する．末期腎不全患者も，75歳以上の高齢者が透析導入の4割以上を占めるようになった昨今である．個体差は大きくなり，その背景はさまざまである．生活背景や患者の特性把握は看護師の得意とするところである．患者に最も近いところで，療法選択という重大事に関わる機会も増えている．

　本書はSDMの基礎だけではなく，腎臓病領域におけるさまざまな事例が紹介されており，わかりやすく解説されている．ぜひ，ブラッシュアップし明日からの臨床に役立てていただければと思う．

日本腎不全看護学会理事長　中原宣子

　このたび，本書を発刊されたことは医療従事者にとって意義深いことであります．

　国民の医療に対する期待と要望はますます大きくなり，また医療そのものの高度化・複雑化を背景に，臨床工学技士においても患者さんに対して最良の医療を安全に提供することが，社会的責任として強く問われる時代になっています．患者さんが不十分な情報によってご自身の治療方針を選ばなければならない立場に立たされないように今後は，慢性腎臓病の患者さんに対し，治療方針の決定について患者さんと医療従事者間で共通の認識をもつことが必要であります．血液浄化療法も多岐にわたり，治療方法の説明と同意を共有し，患者さんに協力してもらいながら治療方針を立てることにも役立つと考えます．また，レジリエントな安全の確保には，患者さんの参加が大きな力になります．今まで以上に他職種とのチーム医療を成熟させ，患者さんにとって最良の医療を提供し，患者さんのQOLの向上に向けた治療の実践を遂行していかなければなりません．このテキストが今後の透析医療において，患者さんのご家族を含めた意思決定につながることを期待いたします．

日本臨床工学技士会理事長　本間　崇

目次

COLUMN

第**1**章

患者参加型医療とは何か

❶ はじめに

　「患者中心」「患者参加」「共同意思決定」は 21 世紀医療の根幹となる概念である．「患者中心」とは，医療において検査値の改善や生存率延長といった「医療者視点」より，「患者にとって価値があるかどうか」を重視することを意味している．患者参加は，患者や家族が医療者と協働で医療の質と安全を向上させることを意味し，参加様式も治療選択決定やセルフケアなど自分自身の医療に主体的に取り組むことだけに限らず，病院運営，医学研究や医療政策に関与することまで，幅広い領域を含んでいる．診療・ケアの方針決定に患者が主体的にかかわる共同意思決定は，「患者中心」「患者参加」そのものでもある．

　本章では患者参加型医療の国際的な現況と，今後の展望について概説する．

❷ 患者中心性

　「患者中心性（patient centeredness）」は今日の医療の中心的な概念である．この用語が使われはじめた 1970 年代は，患者と医療者の関係を重視する意味合いが強かった．その後，医療環境の変化とともに，概念が発展，拡大してきた．背景として，人口の高齢化，慢性疾患の増加とともに，医療が診察室や病院のなかだけでは完結せず，生活や社会全体のなかでとらえるものとなったことがある[1]．そのなかで，「生物医学（biomedical）」アプローチを超えた，「生物心理社会（biopsychocsocial）」モデルが求められ，「疾患中心」「医療者中心」の視点から「患者中心」の視点が重視されるようになった．

　ハーバード大学の外科教授，公衆衛生大学院教授であり，雑誌「The New Yorker」のスタッフ・ライターでもあるアトゥール・ガワンデの言葉が医療の目的を的確に表している．「何が医療者の仕事なのかについて私たちは誤った認識をずっとひきずっている．自分たちの仕事は健康と寿命を増進することだと考えている．しかし，本当はもっと大きなことだ．人が幸福でいられるようにすることだ．そして，幸福でいるとは人が生きたいと望む理由のことである[2]」．

　今日では「患者中心性」とは，「個々の患者の意思，ニーズ，価値意識を尊重し，患者の要望に応える医療を提供し，同時にすべての診療方針は患者の価値観を尊重して決定すること」と定義される[3]．「人が生きたいと望む理由」は人によって異なるので，個々人に対する

1

医療の目的も患者の視点，価値観に配慮する必要があるわけである．

　なお，「患者中心性」の，「患者」は，現在治療中の人だけでなく，「医療を受けている，あるいは将来必要とするすべての人々」とも定義され，"patient" の代わりに，person-centered，people-centered の用語が用いられることもある．

❸　患者参加型医療とは

　20 世紀の医療，特に急性期疾患では「患者は専門知識と技術を有する医療専門職から治療を受け，指示に従う」といった姿勢でも一定の治療効果が期待できた．しかし，21 世紀に入り，糖尿病，高血圧など慢性疾患が増加するとともに治療の成否は医療専門職だけでなく，患者のかかわりが大きく影響することとなった．生活習慣改善に取り組んだり，薬物療法を継続するうえで，患者自身が疾病や治療法について理解していることが欠かせないからである．こうしたなかで，従来の「医療者が患者に医療を提供する，患者は医療を受け取る」といった考え方から，「患者は医療チームの重要な一員として，ともに医療をつくっていく担い手」であり，「医療のさまざまなプロセスに患者・家族を巻き込むことが 21 世紀の医療には欠かせない」という考え方に発展してきた．

　患者参加型医療に相当する英語には，patient participation，patient engagement，patient activation，patient centered care，patient engaged care などがある[4-6]．患者の積極的関与を強調する場合に "engagement" が用いられる傾向があるが，用語の差異については英語を母語とする研究者間でも統一されてはいない．また，わが国では「患者参画」という用語が，特に行政関係の文書で用いられることが多い．新明解国語辞典(三省堂)によれば，「参画」は「事業などの計画の相談に加わること」，「参加」は「団体・組織など，目的をもった集まりの一員となり，行動をともにすること」とある．患者が医療にかかわる形態は広範なので，本章では全体を含む概念として「参加」の用語を用いることとする．

　治療方針の決定や，医療・ケアを進めるにあたって，患者自身だけでなく，家族の役割も重要となっている．そのため，患者・家族参加(patient and family engagement)の呼称も広まり，「家族」も，血縁や戸籍上の家族に限定されず，「生物学的(血縁)，法的，あるいは気持ちのうえで結びつきのある 2 人ないしそれ以上の人間関係」と定義されることが多い[7,8]．

　患者参加型医療の意味するものは，①医療にかかわるさまざまな場面で，患者，家族，医療者が協働すること，②協働は，具体的な行動や組織の基本方針などにみられること，③患者と家族は医療チームに欠かせないチームメンバーであること，④患者の健康，医療の質と安全，医療のありかたを改善するための協働であること，である[4-6,9,10]．狭義の患者参加は，主として治療法決定への参加，治療の遵守(compliance and adherence)，自己管理であるが[11]，広義には医療提供体制や医学研究への患者参加も含まれる．

　2013 年に Carman は，医療政策専門誌である Health Affairs のなかで患者参加型医療を「患者，家族，代理人，医療者が医療のさまざまなレベル，すなわち直接の診療，病院体制の構築とガバナンス，医療政策レベルで，医療の質と安全向上のために積極的に協働すること」と定義した[9]．そのほかの定義を表 1-1 に，患者参加のさまざまな例を表 1-2 に示すが，

表 1-1　**患者参加型医療の代表的な定義**

出典	定義
Carman (2013)[9]	患者，家族，代理人，医療者が医療のさまざまなレベル，すなわち直接の診療，病院体制の構築とガバナンス，医療政策レベルで，医療の質と安全向上のために積極的に協働すること
World Innovation Summit for Health (2013)[8]	参加形態は多様である．患者と医療者が協働で治療法を決定するなどの個人レベルのこともあれば，医療リテラシー・キャンペーンのような社会的活動のこともある．患者・家族がアドバイザーとして医療者とともに医療サービスを再構築するといった，質改善・業務改善を対象とすることもある．慢性疾患の自己管理教育プログラムのように，患者教育を対象とすることもある．簡単な情報共有から始めて，対話，パートナーシップに発展させることも1つである．どのような形式をとるにせよ，どのような形をとるにせよ，患者参加はフォーカスを変える．すなわち，「患者のために健康と医療を改善する」，から，「患者とともに活動する」に．単純だが，革新的な概念である．患者参加は相互関係である
Maurer M, AHRQ (2012)[12]	患者，家族，医療者の一連の行動と組織の一連の方針と手順であり，患者と家族を医療チームのアクティブ・メンバーに含め，また，医療者・医療組織との協力的関係を促進するものである．患者・家族参加によって期待される目標の1つは，病院の医療の質と安全の改善である
WHO (2016)[13]	保健医療の安全，質，患者主体性を強化することを目指して，患者，家族，医療者が，患者がケアに積極的に関与することを促し，支援する能力を構築するプロセス
米国病院協会 (AHA) (2012)[14]	患者と家族を医療チームに含め，患者，家族，医療者，コミュニティーの共同のパートナーシップを育てる医療者の一連の行動，医療機関の一連の方針・手順，個人と集団の一連のマインドセットと文化的哲学 (考え方，philosophies)

表 1-2　**患者参加の様式**

患者参加の方法	具体例
自分の診療・ケアに参加	・自分の疾病や治療について学習 (電子カルテ閲覧も含む) ・各種カンファレンスに参加 ・検査，投薬に間違いがないか一緒に確認する ・医療者とともに治療法選択を決定する
病院運営	・病院委員会への参加 ・患者体験に基づき他の患者への助言・支援 ・IC文書，患者教育資料の作成支援 ・ご意見箱の投書から優先課題を選定
医療政策	・事故被害者の支援 ・医療安全の講演会講師 ・医療行政の委員会に患者の立場から参加 ・闘病記の執筆，Webへの掲載 ・研究費助成の委員となり，患者視点で研究を評価 ・専門雑誌の査読者の一員となる

①治療選択決定や，セルフケアなど自分自身の医療に主体的に取り組むこと，②病院の運営に参加し，患者の視点を反映させること，③国レベルの医療政策や研究に参加すること，など幅広い活動が含まれる[12-14]．

　患者参加型医療は，患者の経験価値・満足度，治療遵守度，治療成績を向上させる．さらに患者・医療者間の信頼関係の強化，医療者の職務満足度の向上，医療者の燃えつきや離職の軽減につながるとされ，医療者にとっても好ましいものである[15-17]．患者の治療参加が進めば不要な入院や救急外来の受診が減少し，入院期間が短縮することで医療費の削減にもつながることが期待され，医療政策上も重要な課題ととらえられている．

4　患者参加のさまざまな様式

　前述したように患者参加の様式は幅広いが，具体的な例を示して解説する．

A・疾患・治療法を理解する―カルテ共有

　自らの疾患と治療法について理解することは，患者参加型医療の大前提となる．患者の理解を促す方法として，海外では患者カルテの共有が進んでおり，北米では4,000万人以上の患者がオンラインで自宅から自分のカルテを閲覧できる[18, 19]．患者は医師から説明された内容の40〜80%を誤解したり忘れてしまったりするといわれるが，自宅でゆっくり自分のカルテを読むことで自分の病状を理解し，治療計画を忘れず，次回の外来受診に備えることが可能となる[20]．患者とのカルテ共有は処方に関する理解が深まり，服薬遵守率も向上する．さらに，患者が検査結果を確認したりカルテ記載の不備を指摘したりすることで，診断関連エラーの減少につながることが期待されている[21]．

　わが国でも，亀田総合病院(千葉県)や恵寿総合病院(石川県)などの先進的な病院やクリニックが患者とのカルテ共有に取り組んできた．国立大学病院では，群馬大学医学部附属病院が2019年4月から入院患者を対象にカルテ共有制度を開始した．カルテ共有はまだ欧米諸国に比べて遅れており，今後の広がりが望まれる．

B・治療法決定に参加する―共同意思決定(SDM)

　医療技術の発展とともに，複数の治療選択肢のなかから1つを選ばなくてはならない場面が増えてきた．がんの治療では，手術療法，化学療法や放射線療法があるし，手術療法にしても腹腔鏡を用いた手術やロボット手術もある．乳がんでは，乳房全摘術を選択するか，乳房部分切除と放射線療法にするかの選択，透析療法が必要になった慢性腎臓病の患者では，血液透析，腹膜透析，腎臓移植，あるいは保存的腎臓療法のいずれかの選択肢がある．複数の選択肢があり，生命予後や生活，QOLに与える影響が異なる場合，どれが最善の選択かを決めることは容易ではない．そのため，患者にとって最善の医療上の決定を下すためのプロセスとして重視されるようになったものが，「共同意思決定(シェアード・ディシジョン・メイキング，shared decision making；SDM)」であり，患者中心の医療，患者参加型医療の根幹である[22]．

　共同意思決定とは，医療者と患者が協働して，患者にとって最善の医療上の決定を下すに

至るコミュニケーションのプロセスであり，共同意思決定を進めるにあたっては，①合理的な選択肢(何も治療しない選択も含む)とそれぞれの利点，リスクに関する明確で，正確で，バイアスのない医学的エビデンスを伝えること，②エビデンスを個々の患者に合わせて伝えること，③患者の価値観，目的，意向，治療の負担も含めた懸念事項を話し合いに含めること，の3つが重要となる[23, 24].

共同意思決定は，インフォームド・コンセントと同様に，「私のことは私抜きで決めないで(nothing about me without me)」という，患者の自己決定権，自律を尊重するという倫理的な要請に応えるだけでなく，患者の経験価値・満足度，患者の自己管理，QOL，治療成績などの向上につながるものである．さらに治療選択・医療の質の地域格差が減少し，患者・医療者関係・信頼関係が強化され，医療者の職務満足度の向上にもつながることも報告されている[25].

共同意思決定の対象は広い．本書では，慢性腎臓病の腎代替療法選択を例にとり実践の詳細を述べているが，慢性腎臓病・透析患者では，そのほかにも食事療法や薬物療法の選択，がんのスクリーニングや心血管病変の検査法や治療法の選択，透析アクセスの選択，透析処方量の選択，人生の最終段階を迎えた時点での治療目標の設定などがある[26].現在では腎臓・透析領域以外でも，精神科，がん医療，呼吸器疾患，神経内科，緩和ケアをはじめとしてさまざまな場面で共同意思決定の実践や研究が行われている．共同意思決定の場は，診察室での医師と患者の話し合いだけでなく，医療・ケアのさまざまな場面のなかで，多職種がかかわるチーム医療の視点が重要である[27].

本書の付録として腎臓・透析医療に限らず，医療・ケアにおける共同意思決定の主なテーマを示した(→158頁).また，共同意思決定の詳細は第2章，第3章を参照していただきたい.

C・治療に主体的に参加する─家庭透析，血糖管理，入院患者の引継ぎへの参加

患者が検査，処方，治療内容について理解し，不明な点は積極的に医療者に質問すること，自らの健康状態や家族・社会・既往歴について医療者に正確に伝えることも患者参加型医療の1つである．そうした意味では，慢性疾患のさまざまな領域で，患者参加型医療が広まりつつある．糖尿病患者は食事療法に加え，血糖を自己測定し，インスリンを自己注射しているし，腹膜透析患者は病院を受診するのは月1回で，治療の主体は患者であり，毎日自宅で透析療法を自分で実施している.

病棟回診や看護師の引き継ぎに患者や家族が積極的に参加することも医療の質と安全を高める．米国の研究では，小児病棟の回診で薬物療法に関して家族が積極的に発言した場合，処方が適切に変更され，医療安全上も，服薬遵守度も，患者満足度も向上したことが報告されている[28].回診時に家族が同席した場合と不在の場合を比較した17の研究をまとめた系統レビューでは，家族が同席したほうが治療成績，患者満足度の向上につながっていることが示されている[29].

D・患者ピア・サポート

同じ病気や問題をもった患者・仲間(ピア，peer)による支援，すなわちピア・サポートは，心理的なサポートだけでなく病気の理解を助け，自分に合った治療方針を選択し，自己

管理を促進する教育的意義がある[30, 31]．ピア・サポートにも①対面したグループでの自己管理プログラム，②ピア（仲間）のコーチ，メンター，③地域の健康ワーカー，④電話でのピア・サポート，⑤インターネットやeメールでのピア・サポート，などがある．

　ピア・サポートに対する患者の反応はおおむね好意的であり，医療専門職による教育と異なり，時間的な制約がなく，経験にもとづく情報を得ることができる点が評価されている．自らも患者であるピア・サポーターが元気そうに幸せで楽しそうな毎日を送り，健常人と変わらないと思えることは，不安をもっている患者にとっては最大の安心と希望につながるであろう．

E・病院運営に参加する─患者諮問委員会

　病院の公式な委員会に患者・家族が加わることで，患者の視点を病院運営や医療の質・安全の改善に活かすことができる．わが国でも，倫理委員会や研究倫理委員会には市民の立場を代表する委員が加わっているが，海外では病院での質・安全の改善に患者の視点を取り入れるための「患者諮問員 patient advisory council」が積極的に活動している．

　患者諮問委員会とは，病院幹部，病院職員，患者・家族アドバイザー（patient/family advisor；PFA）が病院の運営方針や活動を改善するために定期的に集まる公的な会合である．患者・家族アドバイザーは，患者や家族の経験をもとに，患者・家族の視点や助言を病院の改善に反映させ，患者諮問委員会のメンバーを務めたり，他の委員会やタスクフォースに参加している．2014年の時点で米国の急性期病院の4割に，ニューヨーク州の病院の6割に患者諮問委員会が設立されている[32]．

　患者諮問委員会は医療の質・安全や，病院運営に関する情報を収集し，提言や年次活動報告を作成する．そのほか患者・家族アドバイザーが患者・家族のメンターを務めたり，研究審査委員会や安全・質改善委員会に参加したり，学生や職員への教育研修を担当するなど多様な活動を行っている．日本では，まだこのような患者諮問委員会は少ないが，大学病院では日本で初めて群馬大学医学部附属病院が「患者参加型医療推進委員会」を設立し，医療事故の被害にあった患者の家族が委員に加わり，患者参加型医療を推進している．

F・医療政策立案や医学研究に参加する

　患者，市民の視点を医療政策に反映することも患者参加型医療に含まれる．医療政策上の優先課題の選定や，現行の医療システムの有効性を評価するうえで，疾患に関する主観的な知識・経験をもち，治療を体験している患者が貢献できる範囲は広い．Carmanらは，医療における患者参加が，相談（consultation），関与（involvement），協働（partnership）の3段階で発展することを示した[9]．相談の段階は，行政が医療政策上の課題について患者の意見を求めることであり，関与の段階は政策立案にあたって，患者が示す優先課題を取り入れることが該当する．協働の段階では，医療政策上の予算を決定する委員会に患者が対等の立場で発言できるようになる．医療政策への患者・市民参加は，医療の質と安全を高めることが期待されるが，そのためには形だけの市民参加ではなく，医療を必要としている人たちの声が十分に反映されるような仕組み作りが求められる．

　医学研究への患者参加も重要視されている．ここでいう患者・市民の研究参加（参画，involvement)とは，患者や一般市民を研究プロセスの多様な段階で，「パートナー」として巻き込むことを意味し，患者がリクルートされ，「研究対象者・被験者」として研究に参加することではない．患者の医学研究参加を推進している英国の組織，INVOLVE は，「患者に対し(to)，患者に関する(about)，患者のために(for)研究が行われることではなく，患者とともに(with)，市民によって(by)，研究が実行されること」，と定義している[33, 34]．

さらに，INVOLVE は，被験者としての研究参加を「参加(participation)」，研究成果を市民と共有し，対話することを「エンゲージメント(engagement)」，研究課題の選定や，研究グループの一員として助言し，研究対象者とのインタビューを行ったりすることを「参画(involvement)」と区別している．これに対し，米国では広い範囲で「エンゲージメント(engagement)」の用語を用いている[35]．

国際医学団体協議会(CIOMS)は「人を対象とする健康関連研究の国際的倫理指針」のなかで，研究対象となるコミュニティには，研究開発の最初から最後までかかわってもらうことが重要と述べている．わが国でも日本医療研究開発機構(AMED)が，患者と研究者の協働を目指す第一歩として「患者・市民参画(PPI)ガイドブック」を作成している[36]．2015 年には，患者の医学研究参加に関する専門誌「Research Involvement and Engagement」が発刊され，編集委員会には研究者と患者・市民の両者が参加している[37]．

研究への患者参加は，研究者にとっては研究開発を進めるうえでの新たな視点と価値を獲得でき，患者の不安・疑問点を解消し，医学研究・臨床試験の理解を促進することができるという利点がある．患者・市民にとっては，医学研究・臨床試験の参加者にとっての利便性を向上，理解を促進させることができることや，医学研究・臨床試験が身近になり医療に対する関心を高めることができる．今後，患者の視点を取り入れた医学研究がいっそう重視されていくだろう．

❺ 患者参加型医療を進めるうえでの課題

患者参加型医療は，医療の専門家は医師，病院幹部，政策研究者や行政官であり，これらの専門家が中心になって医療を進めるという従来の視点から，「患者・家族も医療チームの一員であり，患者視点の専門家」であるという発想の大きな変革であり，パラダイムシフトといえる．患者参加型医療に期待されるものは大きいが「言うは易く行うは難し」であり，実践には多くの課題，困難がある．

患者・家族には，お任せ医療ではなく，自らの病気や，検査結果，処方内容を理解し，治療方針を決定することにかかわること，医療者に医学的な情報，希望や懸念事項を積極的に伝える姿勢が求められる．患者・家族にとって医療は未知の分野であり，診察室や病室にいることだけでも不安と緊張を感じることが多いであろう．自分の病気に関する正しい情報を入手し活用する能力，すなわちヘルスリテラシーを高めることも必要となる．

患者の姿勢や行動を変えるだけでなく，医療者の意識や行動を変えることも不可欠である．診察時に患者・家族がわかる言葉で，患者の状況に合わせた形で説明すること，患者の言葉をまとめ直して確認すること，患者の発言や質問を促し，評価すること，共感を示し，間を空けることなど，医療コミュニケーションのスキルと態度形成も求められる．

　患者・家族が理解しなくてはならない情報量は膨大である．手術前に必要な説明内容として，手術自体の説明，麻酔の説明，輸血の説明，造影剤を用いた画像診断の説明，中心静脈カテーテル留置に関する説明，術後の静脈血栓塞栓症予防対策の説明などがあり，すべてを医師が詳細に説明しようとすれば数時間以上はかかり，医師にとっても患者にとっても負担となり現実的ではない．多忙な医療現場では，医師が患者・家族と話し合いをもつ時間は限られるので，理解を助ける資料やツールの開発，医師以外の職種やピア・サポーターとしての患者・家族による説明などが重要になるだろう．

　患者参加型医療を推進するには，病院が優先課題として患者・職員に対し啓発活動を行うことが重要である．具体例として，家族の面会時間制限の緩和，医師・多職種回診や看護師の引き継ぎに患者・家族を含めること，退院計画カンファレンスに患者・家族を含めること，カルテ共有，患者諮問委員会の設立などがある．さらに医療機関が患者参加型医療を推進できる財政的な援助，診療報酬への加算，患者参加の意義を普及させるためのマスメディアの役割も望まれる．

＊助成
　本研究は，H31-33年度文科省科学研究費基盤　B「患者参加型医療推進と治療法決定プロセス改善に向けた組織的アプローチ」（研究代表者：小松康宏　課題番号：19H03867）の一部により実施した．

●引用文献
1) Greene SM, et al：A Framework for Making Patient-Centered Care Front and Center. Perm J 16：49-53, 2012
2) アトゥール・ガワンデ(著)，原井宏明(訳)：死すべき定め―死にゆく人に何ができるか．p.261，みすず書房，2016
3) Institute of Medicine：Crossing the Quality Chasm：A New Health System for the 21st Century. National Academies Press, 2001〔日本語版：米国医療の質委員会/医学研究所(著)，医学ジャーナリスト協会(訳)：医療の質―谷間を越えて21世紀システムへ．日本評論社，2002〕
4) Castro EM：Patient empowerment, patient participation and patient-centeredness in hospital care：A concept analysis based on a literature review. PEC 99：1923-1939, 2016
5) Halabi IO, et al："Patient participation" and related concepts：A scoping review on their dimensional composition. Patient Education and Counseling 103：5-14, 2020
6) Cene CW, et al：A Narrative Review of Patient and Family Engagement：The "Foundation" of the Medical Home. Med Care 54：697-705, 2016
7) Clay AM, et al：Patient-and Family-Centered Care：It's Not Just for Pediatrics Anymore. AMA Journal of Ethics 18：40-44, 2016
8) Edgman-Levitan S, et al：Partnering with patients, families, and communities for health：a global imperative. WISH(World Innovation Summit for Health)Patient and Family Engagement Reports 2013.
9) Carman KL, et al：Patient and family engagement：a framework for understanding the elements and developing interventions and policies. Health Affairs 32：223-231, 2013
10) 小松康宏：患者参加型医療が医療の在り方を変える―21世紀医療のパラダイムシフト．国民生活研究 59：56-80, 2019
11) Matamala-Gomez M, et al：The Role of Engagement in Teleneurorehabilitation：A Sys-

tematic Review. Front. Neurol 11：354, 2020

12) Maurer M, et al：Guide to Patient and Family Engagement：Environmental Scan Report. AHRQ publication, 2012

13) Aziz S, et al：Patient Engagement：Technical Series on Safer Primary Care. Geneva：World Health Organization；2016. Licence：CC BY-NC-SA 3.0 IGO.

14) American Hospital Association：Engaging health care users：A framework for healthy individuals and communities. American Hospital Association, 2012

15) Frosch L, et al：Activating seniors to improve chronic disease care：Results from a pilot intervention study. J Am Geriatr Soc 58：1496-1503, 2010

16) Gazelle G, et al：Physician burnout：Coaching a way out. J Gen Intern Med 30：508-513, 2015

17) Coulmont M, et al：Does the Planetree patient-centered approach to care pay off?：A cost-benefit analysis. Health Care Manag 32：87-95, 2013

18) Walker J, et al：Inviting Patients to Read Their Doctors' Notes：Patients and Doctors Look Ahead：Patient and Physician Surveys. Ann Intern Med 155：811-819, 2011

19) Fossa AJ, et al：OpenNotes and shared decision making：a growing practice in clinical transparency and how it can support patient-centered care. JAMIA 25：1153-1159, 2018

20) Kessels RP, et al：Patients' memory for medical information. J R Soc Med 96：219-222, 2003

21) Bell SK, et al：When doctors share visit notes with patients：a study of patient and doctor perceptions of documentation errors, safety opportunities and the patient-doctor relationship. BMJ Qual Saf 26：262-270, 2017

22) Elwyn G, et al(eds)：Shared Decision Making in health Care. Third Edition. Oxford Univ Press, 2016

23) National Quality Forum：National Quality Partners Playbook. Shared Decision Making in Healthcare. 2018

24) AHRQ：The SHARE Approach：a model for shared decision making. https://www.ahrq. gov/sites/default/files/publications/files/share-approach_factsheet.pdf(2020 年 7 月)

25) Hughes TM, et al：Association of shared decision-making on patient-reported health outcomes and healthcare utilization. Am J Surg 216：7-12, 2018

26) 小松康宏：維持透析患者と共同意思決定(Shared Decision Making)．透析フロンティア 29：10-13, 2019

27) 小松康宏，他：透析導入時の治療法選択における説明のありかた—チーム医療による慢性疾患ケアの観点から．透析医会誌 24：244-252, 2009

28) Benjamin JM, et al：Family-initiated dialogue about medications during family-centered rounds. Pediatrics 135：94-101, 2015

29) Cypress BS：Family presence on rounds：A systemic review of literature. Dimens Crit Care Nurs 31：53-64, 2012

30) 岩田泰夫，他：セルフヘルプグループとピアサポートの支援のための実践理論．臨床透析 28：411-420, 2012

31) 小松康宏：腎不全医療におけるピアサポートの教育的意義．臨床透析 28：421-426, 2012

32) Herrin J, et al：Patient and family engagement：a survey of US hospital practices. BMJ Qual Saf 25：182-189, 2016

33) Skovlund PC, et al：The impact of patient involvement in research：a case study of the planning, conduct and dissemination of a clinical, controlled trial. Res Involv Engagem 6：43, 2020

34) INVOLVE the National Institute for Health Research：What is public involvement in research?
https://www.invo.org.uk/find-out-more/what-is-public-involvement-in-research-2/(2020 年 8 月)

35）Sheridan S, et al：The PCORI Engagement Rubric：Promising Practices for Partnering in Research. Ann Fam Med 15：165-170, 2017

36）日本医療研究開発機構：患者・市民参画（PPI）ガイドブック．https://www.amed.go.jp/ppi/guidebook.html（2020 年 8 月）

37）BMC：Research Involvement and Engagement. https://researchinvolvement.biomedcentral.com/（2020 年 8 月）

（小松康宏）

治療法決定の3プロセス

　近年，さまざまな疾患分野において目覚ましい医療技術の発展がみられ，医療者であっても専門分野以外の治療については十分な理解が困難になりつつある．そのようななかで疾患の当事者である非医療者の患者に対し，疾患の正確な理解を求めることは困難な場合が多い．患者の治療法を決定するために，かつては医師に判断をすべて任せる医療（パターナリズム，paternalism；父権主義）が行われていた．

　しかし，社会の情報化が進み，これらに従って患者やその家族が，自身のことは自己の判断に基づいて決定したいという意思を有する場面が多くなった．これにより，医療者による十分な説明に基づく患者の自発的な同意を得る手続きであるインフォームド・コンセント（informed consent）が行われるようになってきた．さらにこの概念を進め，インフォームド・コンセントに患者の自由意思が加わったインフォームド・チョイス（informed choice）の考え方も派生した．インフォームド・チョイスは，医師による十分な説明を受けたうえで，患者自身が治療を受けるか否か，または複数の治療法のなかから治療法を自身で選択することである．近年は，医師と患者が意思決定を分かち合い，より個人的背景を重視した概念である共同意思決定（シェアード・ディシジョン・メイキング：shared decision making；SDM），すなわち「医師と患者の意思決定の共有」が重視されるようになってきた．

　腎疾患は慢性疾患であり，その多くの場面で時間をかけて医師と患者が医療情報について，双方が十分なエビデンスを吟味のうえ共有しなければならない．患者の個人的背景を十分に加味して，最終的には腎代替療法を含めた治療選択を進めていかなくてはならない．これらは，Charles らによって3つに分類されており，これらの概念を理解するのに非常に有用である[1]．表2-1にこの3分類を提示している．本章では，これらの概念につき概説する．

① パターナリズム（paternalism）

A・概念

　医療者においては，紀元前5世紀にヒポクラテスによって医の倫理が説かれており，ヒポクラテスの誓いとしてその内容の多くは現在でも医療倫理の根幹を成している．具体的には，金銭的報酬のみを目的とした医療を戒め，患者のための医療を施すことを主とし，人命尊重，患者などを守る義務などについて述べている．このヒポクラテスの誓いについては，1948年に世界医師会 World Medical Association（WMA）のジュネーブ宣言において現代に

表 2-1　治療方針決定時の 3 つの代表的アプローチ

アプローチ		パターナリズム	informed	shared
	方法	医療者が経験やエビデンスに則り，最善と思われる方針を決定する	医療者が患者に選択肢や医療情報を提供し，患者が自己の意思において方針を決定する	医療者から提供された医療情報にとどまらず，患者から医療者へもたらされた情報提供も含め，患者個々のニーズに沿った話し合いのうえで協働により方針を決定する
情報交換	方向 (flow)	一方向（大部分）	一方向	双方向
	方向 (direction)	医師→患者	医師→患者	医師↔患者
	情報の内容	医療情報	医療情報	医療情報，個人の個別情報*1
	情報量	必要最小限（法的に）	意思決定に関連する全情報*2	意思決定に関連する全情報*2
検討者		医師のみ（他の医師が加わることもある）	患者（家族などの他者が加わることがある）	医師と患者（家族などの他者が加わることがある）
治療方針決定者		医師	患者	医師と患者

＊1 価値観や生活情報.
＊2 医学・個人・社会的情報.
（Charles C, et al：Decision-making in the physician-patient encounter：revisiting the shared treatment decision-making model. Soc Sci Med 49：651-661, 1999 より改変）

即した内容に修正・公式化された[2].

　しかし本宣言の特徴は，この時代背景により医師優位である医師-患者関係を強く反映している．医師-患者関係における非対称性が顕著であり，医師の役割は生命維持を第一義とし，すべての治療方針の決定権は医師にあることが前提とされている．この概念はパターナリズム（paternalism）と呼ばれ，強い立場にある者（医療者）が，弱い立場にある者（患者）の利益となると判断した内容が優先され，本人（患者）の意思とは無関係に方針を決定することを指す[3].　これは，医師が最善の方法を知っており，患者にとって最善の治療決定を下すことを前提とした概念である．

　かつての医療においては，選択しうる治療方法にも限りがあり，医師が最善と考える手法には多くの選択肢がない状態であった．このときわが国で頻繁に使用された言葉としては「ムンテラ」が挙げられる．ムンテラとはドイツ語の「Mund Therapie」の略であり，「医師の治療法に従うべき」という意味合いを含んだ言葉であった．この言葉には，治療法の決定権は医師にあるという認識が含まれていることが一般的であった．このような状況下において，長らくパターナリズムによる医療が行われてきたが，1970 年代に米国の社会学者 Eliot Freidson によって，これらのパターナリズムに則った医者と患者の権力関係が批判・問題提起され，社会問題となり[4], 医師の「ヒポクラテス流パターナリズム」として批判されるようになった．現在では批判的な側面で本概念が捉えられ，実際の現場においてパターナリズ

ムによる医療は原則実践すべきではないと考えられている．

B・積極的・消極的パターナリズム

しかし，いまだなお，限られた場面においてはパターナリズムが許容される状況も存在する．パターナリズムについては，「積極的(強い)パターナリズム」と「消極的(弱い)パターナリズム」に分類されることがある[5]．超高齢社会を迎えたわが国において，認知障害を有する患者などが十分な医学的エビデンスを理解できない場合，「消極的(弱い)」パターナリズムが発揮されることがある．これは，医師がよいと判断した医療を行わない場合，患者の生命が危機に瀕することになり，意識状態が悪化した場合，さらに本人の自律性の確認が困難になるような場面が想定される[6]．また，不慮の事態による心肺停止に対する心肺蘇生術など，有効な治療が迅速に開始されることが求められる場面では，比較的「積極的(強い)」パターナリズムで治療方針を決定する必要がある．

つまり，治療の有効性が明確であり，合併症リスクが少なく，医療介入を行わない場合に生命が脅かされる可能性が高く，迅速な決断が要求されるような状況では，パターナリズムによって治療方針が決定されるのが適当と判断される．例えば腎疾患においては，透析療法の導入を行わねば救命できない状況において，患者が情報を理解できない状態(認知症など)にあるとき，高カリウム血症による致死的不整脈を呈したり，肺水腫による呼吸不全によって生命が脅かされ，時間的猶予がない状況などが想定される．

② インフォームド・コンセント(informed consent)

A・概念

インフォームド・コンセントとは，1980年代頃より欧米で提唱され始めた概念であり，医師が医療行為に関するメリットやデメリットなどについて十分な説明を行い，患者がそれを理解して，その方針に対する患者の自己決定によって同意が得られる一連のプロセスを指す概念である[1]．現在の医療行為に対しては，患者の同意は，いかなる医学的介入に対しても必須条件である．侵襲が高い医療行為や，メリットを有する反面，デメリットも大きいような医療介入行為を行う場合には，書面による説明と同意文書の取得が必要である．

しかしすべての医療行為に対して，事前の説明と同意取得までは要求されない．例えば，ルーティンで行われる静脈血採血では，その行為の内容，方法，意義は一般的に広く知られるものである．このときには，口頭で静脈血採血(血液検査)を行う旨を説明し，患者が検査時に採血行為を拒否しないことにより，一定の同意が得られていると解釈できる．しかし実際には，静脈血採血時に末梢皮神経障害を生じる可能性があるが，患者は「静脈血採血(血液検査)にも危険が伴う」という認識が低い場合が多い．このような状況を想定し，この医療行為に対して説明するポスターを待合室などに掲示したり，パンフレットを作成し，待機時間に事前に読んでもらうようにするなどの工夫が必要となる．また，人を対象とする医学系研究においては，書面による同意取得(インフォームド・コンセント)に対して，一定の条件下では明確な取得を得ずに，対象者等が含まれる集団に対し，試料・情報の収集および利用の

目的および内容（方法を含む）について，ホームページや掲示物によって広報するオプトアウトという手続きが踏まれることがある[7]．

B・歴史と変遷

　インフォームド・コンセントには歴史的に2つの側面がある．1つ目は，第二次世界大戦中のナチスドイツの人体実験に端を発し，患者の同意の前提としての説明義務が重要と考えられるようになったことで，1964年に採択された世界医師会（WMA）のヘルシンキ宣言において，患者（被験者）の人権保護を目的とし，事前の十分な説明と同意が不可欠であると提唱されたことである．2つ目は，訴訟社会である米国において，患者の「自己決定権」の存在が前提となり，医療過誤が証明できないときに医師の民事責任を追及するための法律的な理論が元となって発展したことである[8,9]．

　一方現在では，インフォームド・コンセントの概念は，ただ単に病状・治療法を説明し，同意書を得る行為を指すものではない．わが国においては，1997年に改正された医療法（第一条の四第2項）において，インフォームド・コンセントは「医療の担い手は，医療を提供するに当たり，適切な説明を行い，医療を受ける者の理解を得るよう努めなければならない」と定められるようになり，本概念の重要性は医療現場でも十分に理解されるようになった経緯を有する．医療行為の選択肢が少なく，医療者が選択する方針が比較的単純であった時代においてはパターナリズムによる医療行為も是認されてきたが，医療行為の高度化に伴い，選択肢が多様化し，患者の選択行為が，患者個々人における背景を反映する状況も多くなり，必然的にインフォームド・コンセントに重きがおかれるようになってきた．

C・インフォームド・アプローチ

　ここでインフォームド・コンセントを受ける患者と医師の両側面についても触れたい．インフォームド・コンセントを受けるためには，患者は法的，臨床的な理解力を有することが前提となる．また，患者の理解には個人差が大きいため，医師は患者の「理解を得る」ための「適切な説明」を行うことが求められる．説明の内容としては，

  ・現在の病状について，医療介入を行わない場合に想定される状態や経過
  ・現在の状態を改善させると期待される医療行為と，そのメリット・デメリット
  ・代替可能な医療行為
  ・不確実な効果，リスク発症についての確率
  ・自由意思での選択と撤回の自由

などが理解されるよう，書面などを用いて丁寧な説明が行われねばならない．近年の同意文書は概ね上記の内容を網羅した内容となっている．これらの説明は，患者のレベルに沿ったものでなくてはならないのは自明であり，理解不能な説明を行っても，説明責任を果たしていないことと同意となる．この場合には医療者は患者の信頼も得られにくい．そのためインフォームド・コンセントは，前述のパターナリズムと比較し，時間が必要である．

　腎疾患における典型例は，末期腎不全で腎代替療法が必要となった際に，透析療法（血液透析と腹膜透析），腎移植（献腎移植と生体腎移植）の選択が必要となる．このときに，各治療法についてのメリットとデメリットを十分に説明し，治療法導入を行っていくプロセスが

想定される.

　これに対して，インフォームド・コンセントをさらに推し進めた患者主体の考え方にインフォームド・チョイスという概念もある．Charles らは医師-患者関係を 3 種類に分類したが，Emanuel らは 4 つのモデルを提唱した[10]．モデル 1 は前項のパターナリズム，モデル 2 はインフォームド・コンセント，モデル 4 の SDM に加え，モデル 3 は医療者から十分な説明を受けたうえで，患者による療法選択がなされるプロセスを指し，インフォームド・チョイスに相当する．情報伝達は医師から患者への一方向であるが，決定権の行使の主体が患者側にある．しかし，医療における素人である患者に決定を委ねることにより，正確な理解と判断に基づかない overmedicalisation（過剰な医療化）に陥りやすいという批判もみられる[11]．

　現在はインフォームド・コンセント，またはインフォームド・チョイスが一般化したことにより，セカンドオピニオンを受けやすい状況が整い，患者の選択肢として，例えば，高齢者などにおいては悪性腫瘍の治療を「行わない」こと，腎疾患の領域では透析療法を「受けないこと」などの方針が想定される.

　しかし患者の自己決定を実現するために，医療者が十分な説明を行っても，情報の方向性は医師から患者に向けての一方向性であり，患者個々の背景を十分に反映できない状況も生じうる（表 2-1）[1]．これまでは悪性腫瘍の治療方針のように，手術がよいか抗腫瘍薬治療がよいか，いずれにも一長一短があるような状況においては，唯一最善な治療法が明確でなく治療の選択肢に幅がある場合において，インフォームド・コンセント，またはインフォームド・チョイスによるアプローチが選択されてきた．しかしこの「インフォームド・アプローチ」では，医療の素人である患者（またはその家族）にとって，医療者が提供した医療情報を正確に理解し，適切な自己判断を下すことは必ずしも容易ではない．このため近年では，次項に述べるモデル 4 の SDM によるアプローチが重要視されるようになってきた.

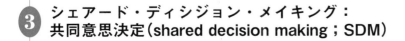

❸ シェアード・ディシジョン・メイキング：共同意思決定（shared decision making；SDM）

A・概念

　SDM とは，患者が医療決断を行う際に，医師から質の維持されたエビデンスに基づく医療情報（治療法，代替法，メリット・デメリットを包括的に含む）の提供と，患者からも生活背景，価値観や死生観などについて医療者に情報提供がなされ，これらに基づき医療者と患者が双方の情報を共有しながら，協働して決定を下すプロセスを指す[1, 10, 12-14]．インフォームド・アプローチが医療者から患者への一方向性であった関係とは異なり，双方向性の関係が構築されて初めて成り立つ概念である（表 2-1）[1]．エビデンスが十分にあり，確実な唯一の治療法があれば，インフォームド・アプローチが適することがある．しかし，膨大な医療情報を患者やその家族が，冷静に吟味したうえ，十分な理解を有して選択することは困難な場合も多い．さらに治療の不確実性が高く，唯一確実な治療法が不明の場合，治療の選択肢が多くなり，患者にとっていずれの治療法がよいのかわからない状況が生じる．この治療に

よって QOL（quality of life，人生・生活の質）や予後への影響など，患者にとって大きな負担が生じるような状況においては，SDM によるアプローチが適切と考えられる．前項で言及したインフォームド・コンセントは，SDM における医療者側の中核的なアプローチであり，患者がすべての治療法のメリットとデメリットを十分に理解していないと，患者は自己の価値観に従って意思決定することは困難である[12]．

B・実際のプロセス

実際の SDM の一連のプロセスは，以下の通りである[15]．
①意思決定の過程に，少なくとも2人の参加者，すなわち医師および患者が関与していること
②共同意思決定の両当事者（医師および患者）が情報を共有すること
③両当事者（医師および患者）が，好ましい治療処置について合意を形成するためのステップを踏むこと
④処置実施の合意に達すること
英国の National Health Service（NHS）のウェブサイトに SDM に関するガイドラインが公開されており，患者から医療者への情報提供の内容について言及されている[16]．SDM では，患者は医療者に疾患や治療法が自身の人生にとってどのような体験であるかについての情報を提供し，医療者はその情報を含め，患者にとって最良と考えられる方法を選択肢として挙げていく．最終的に医療者と患者の双方で協働的に治療法を選択するプロセスをたどることになる．ここで医療者が注意すべきこととしては，患者の見解や選択は，医学的に最適な治療法とは異なる場合があるということである．患者にとって最良の選択は，医学的に最良の治療法を受けたいという結論に至ることもあるが，患者の人生において最良の選択肢だという理由で治療法が選択される場合もありうる．

腎臓病 SDM 推進協会では，乳がん症例を例にとって説明がなされている[17]．乳がんの治療では，乳房切除か温存か，また放射線治療を併用するか否かなどを選択する際には，生存率や再発のリスクの検討に限らず，患者の価値観や QOL も含めて，患者がどの選択肢を選択するのか，医療者と患者が協働的に検討し，患者にとって最も適切と考えられる治療法を選択できるように支援するアプローチが必要と考えられるとしている．他の状況では，例えばがん治療においては，期待される生存期間の QOL，副作用，仕事の状況や，患者の経済状況によっては治療に必要な費用についても考慮する必要がある．このような状況においては SDM アプローチが非常に重要となる．

言うまでもないことであるが，このアプローチを行うにあたっては，医療者と患者の関係性において，十分な信頼関係が構築されていることが肝要である．このように信頼関係が形成された状況でなされる医療者と患者との十分かつ双方向的な対話を通じ，両者は従来の自身の考えと異なる別の見解を理解していき，最終的に「患者にとって最良の選択」がなされたと納得できるプロセスをたどることが SDM の本質と考えられる．また患者の検討や選択を支援する，さまざまな意思決定支援リソースも紹介されている[16]．患者は意思決定を行う際に何らかの支援ツールの必要性を感じており[18]，意思決定支援ツールの使用によって医師と患者の信頼関係構築を補完し，患者の意思決定に有益に作用するとされている[19]．ウェブに

よる支援ツールは，治療に関する患者の葛藤を減らすとされている[18]．

C・メリット・デメリット

　患者参加型医療であるSDMアプローチを実践することによる利点がいくつか挙げられるが，患者側のメリットだけではなく，医療者側にもメリットが生じると考えられる[20]．患者側については，患者の経験価値・満足度が高まる，患者・家族の自己管理（self-management）の向上，QOLの向上，治療成績向上などである．医療者側においては，入院期間の短縮，医療費の減少，医療者の職務満足度の向上，医療者の燃えつき・離職の減少などである．医療者・患者双方のものとしては，患者・医療者関係・信頼関係の強化，不要な入院・救急外来の受診減少などが考えられる．SDMでは患者の知識の増加やケアプロセスに対する不安の軽減がもたらされ，健康転帰が改善することも知られるようになった．さらに治療とコストの不均衡な状況が減少し，コストの削減効果にも寄与すると報告されている[21]．本報告ではSDMに参加する患者のほうが，SDMアプローチを使用しない患者よりも侵襲性の低い外科的選択肢，およびより保守的な治療を選択したとされている．これはSDMを行うことによって患者の価値観とケアの整合性が高まったためであると考えられている．

　SDMを実践すると患者満足度の向上も期待される．例えば心筋梗塞の患者において，発症の急性期であってもSDMによる関与を行うと患者の治療に対する安心感を増し，回復へのコミットメントがより強くなる可能性が示唆され，主として患者の心理的側面に関係すると報告されている[22]．急性期疾患である心筋梗塞でさえ，このような効果が示されており，いわんや主に慢性疾患である腎疾患をや，であろう．

　このように患者の治療法を決定するのに有用なSDMアプローチであるが，いくつかの問題点も有する．このアプローチを行うには，1人の患者との協働的作業にかかる時間が長くなることである．現実的にわれわれ医療者には時間的制約が多く，医療者がエビデンスを探し出し，十分に解釈したうえで患者に情報を正確に伝えることには時間もかかり，困難である場合が多い．患者の正確な理解が得られない場合には，医師の裁量に対する侵害も生じて，かえって患者にとっての「最良の」選択に結びつかなくなるリスクも生じうる．多数の患者にSDMアプローチを行うにあたっては，多くの医療機関において長時間確保できる面談場所があるかという点も問題である．また，患者の性格特性によってはSDMを最良のアプローチと認識しない患者群がいる．特に不安特性の高い患者[23]や，医療者に責任を預けることによって安心を得やすい患者[24]においては，SDMにおける意思決定のプロセスに過度に関与することを回避しやすい．患者の年齢や認知能力によってもSDMのプロセスが阻害されることがある．

　一方，慢性疾患である腎疾患領域においての治療法の選択は，患者の価値観やQOLへの影響が大きく，意思決定にあたってはSDMアプローチが適切と考えられる[17]．腎疾患に特有の食事療法，末期腎不全における腎代替療法（透析療法）の導入の是非，腎代替療法（腎移植・腹膜透析・血液透析）の選択，腎代替療法の変更，維持透析患者の透析中止など[17]，これまでの医療者からの一方向性の医療では解決が困難な問題も山積している．SDMによるアプローチを実践することにより，決定困難な臨床的決断を容易にし，患者の主体的参加によって向上する治療遵守度が診療の質改善をもたらし，患者満足度の向上につながることが

期待される.

　「患者にとって」最良と思われる知識を共有することによって，余計な手順が減り，医療費の削減にもつながりうる[17, 21]．時間と労力を割いてSDMを実践しても，これまでは診療報酬に反映されずSDMが普及しにくい要因となっていた．しかし腎不全患者に対して，当該患者の同意を得たうえで，医師・看護師が協働して患者の治療方針について十分な話し合いを行うことに対して，腎代替療法指導管理料が2020年度より新設された．このことからもSDM的アプローチの必要性が増していることがわかり，腎臓病診療におけるSDMの普及が期待される．確かにSDMが適さない患者群も存在するが，重要なことは医療者が「すべての患者は意思決定に関与する権利を有していること」と，「多くの場合，患者は意思決定に関与したいと考えていること」について常に意識することである．

④ まとめ

　パターナリズム，インフォームド・コンセント，SDMの3つの概念につき解説した．特に腎疾患の領域ではSDMによるアプローチの寄与する範囲が大きいと考えられ，腎疾患に携わる医療者は本手法を常に意識し，正しいアプローチの仕方を学ぶ必要がある．腎疾患領域でのSDMの普及が期待される．

●引用文献

1) Charles C, et al：Decision-making in the physician-patient encounter：revisiting the shared treatment decision-making model. Soc Sci Med 49：651-661, 1999
2) No authors listed. The declaration of Geneva, 1948：a 1971 reappraisal. Med J Aust 2：735-736, 1971
3) 畔柳達雄：ジュネーブ宣言．日本医師会　医の倫理の基礎知識　2018年版．https://med.or.jp/doctor/rinri/i_rinri/a11.html(2020年7月)
4) Halpern S, et al：The Study of Medical Institutions：Eliot Freidson's Legacy. Work and Occupations 20：279-295, 1993
5) 中村直美：パターナリズムの概念．早法 60：99-107, 1984
6) 五十嵐雅哉：医療におけるパターナリズムが正当化される条件．日老医誌 41：8-15, 2004
7) 文部科学省・厚生労働省：人を対象とする医学系研究に関する倫理指針．平成26年12月22日(平成29年2月28日一部改正)
8) 町野　朔：インフォームド・コンセントの誕生と成長．日本医師会　医の倫理の基礎知識 2018年版．https://med.or.jp/doctor/rinri/i_rinri/b02.html(2020年7月)
9) President's Commission for the Study of Ethical Problems in Medicine and Biomedical and Behavioral Research, Making Health Care Decisions Vol. 1：Report(1982)
10) Emanuel EJ, et al：Four models of the physician-patient relationship. JAMA 267：2221-2226, 1992
11) Johansson M, et al："Informed choice" in a time of too much medicine-no panacea for ethical difficulties. BMJ 9：353：i2230, 2016
12) Whitney SN, et al：A typology of shared decision making, informed consent, and simple consent. Ann Intern Med 140：54-59, 2004
13) Légaré F, et al：Twelve myths about shared decision making. Patient Educ Couns 96：281-286, 2014
14) Spatz ES, et al：The New Era of Informed Consent：Getting to a Reasonable-Patient Stan-

dard Through Shared Decision Making. JAMA 315：2063-2064, 2016

15）Charles C, et al：Shared decision-making in the medical encounter：what does it mean?(or it takes at least two to tango). Soc Sci Med 44：681-692, 1997

16）NHS England：Shared decision making. https://www.england.nhs.uk/shared-decision-making/(2020 年 7 月)

17）腎臓病 SDM 推進協会ホームページ. https://www.ckdsdm.jp/sdm/sdm.html(2020 年 7 月)

18）van Til JA, et al：Feasibility of web-based decision aids in neurological patients. J Telemed Telecare 16：48-52, 2010

19）Stacey D, et al：Patient Decision Aids to Engage Adults in Treatment or Screening Decisions. JAMA 318：657-658, 2017

20）Frampton S, et al：Harnessing Evidence and Experience to Change Culture：A Guiding Framework for Patient and Family Engaged Care. National Academy of Sciences, 2017

21）Oshima Lee E, et al：Shared decision making to improve care and reduce costs. N Engl J Med 368：6-8, 2013

22）Höglund AT, et al：Patient participation during hospitalization for myocardial infarction：perceptions among patients and personnel. Scand J Caring Sci 24：482-489, 2010

23）Graugaard PK, et al：Trait anxiety and reactions to patient-centered and doctor-centered styles of communication：an experimental study. Psychosom Med 62：33-39, 2000

24）Sahlsten MJ, et al：Hindrance for patient participation in nursing care. Scand J Caring Sci 19：223-229, 2005

（平塩秀磨・正木崇生）

SDM のエッセンス

① インフォームド・コンセントから共同意思決定(SDM)へ

　病院，在宅医療，介護施設など，さまざまな臨床現場において患者や利用者の治療やケアに関してしばしば倫理的問題が生じる．その最善の解決策を模索する営みは臨床倫理と称され，Siegler らは「日常臨床において生じる倫理的課題を認識し，分析し，解決しようと試みることによって患者ケアを向上させること」と定義した[1]．重大な治療方針の検討に際して選択肢が限られる場合や，医学的常識や汎用されるガイドラインなどで容易に決定できるケースもあれば，さまざまな選択肢のなかで悩ましい場合も多い．このような状況で患者・家族と医療者が協働して最善の医療方針決定に至るためのコミュニケーションプロセスとして発達し，今日の臨床現場で主として使用されるようになった方法が共同意思決定(SDM)である[2]．従来，SDM は患者−医療者間の相互性に関する教育や研究のなかでしばしば提唱されてきたが，その概念の定義や使用される用語はさまざまで曖昧であった．そのためSDM に関する比較研究の評価は一貫性を欠き，学問的な発展という観点において課題となっていた．

　こういった背景を踏まえて 2006 年 Makoul と Clayman が SDM に関する systematic review を発表した[3]．彼らは 2003 年末までに発表された SDM に関する 342 論文を解析し，その統合的な定義や基本となる構成要素を提案した．

　対象となった論文中で述べられている SDM を構成する要素とその出現頻度のリストを表3-1 に示す[3]．そこからうかがえることは，父権主義(パターナリズム)，インフォームド・コンセント(informed consent；IC)の概念と比較して，患者の価値観や意向，患者の参加や教育といった自主性や医療者と患者の相互関係と審議による決定などが重要視されていることである．パターナリズム，IC，SDM のいずれの方法においても医師などの医療者がエビデンスに基づいた医学的情報を患者・家族に提供することは共通している．しかし三者の最も特徴的な相違点は意思決定のプロセスにある．すなわち最終的な意思決定は，パターナリズムでは医師，IC では患者であるが，SDM の場合は医療者と患者との協働による．これまで意思決定の主体をなしてきた IC は，社会の変容に伴いパターナリズムからの脱却という観点で患者自身の自己決定権を最優先して確立され，医療者は専ら知識や技術的な部分で情報提供を行い，患者は最終決定において自らの権利を十分に行使するべきという考え方のもと発達した．そういった IC に比べ，SDM では最終決定に医療者が大きく関与することに

表 3-1　SDM を構成するさまざまな要素と
その出現頻度（342 論文の解析）

要素	出現頻度(%)
患者の価値観/意向	67.1
選択肢	50.9
パートナーシップ	46.0
患者の参加	37.3
患者教育	36.6
利益/危険（長所/短所）	35.4
審議/交渉	31.7
医師の知識/推奨	30.4
相互合意	29.2
プロセス/ステージ	26.7
落としどころ	23.6
情報交換	23.0
決定するか延期するか	18.0
現在のエビデンス	16.8
問題の定義/説明	13.0
役割の定義（関与への希望）	13.0
公平な情報	11.8
理解の確認/明確化	11.8
柔軟性/個別のアプローチ	11.2
相互尊重	10.6

（Makoul G, et al：An integrative model of shared deci-
sion making in medical encounters. Patient Educ Couns
60：301-312, 2006 より改変）

なるので，プロセスの進行過程において医療者が患者の価値観や意向を十分に引き出し把握
するために，患者の参加や教育という面に重点がおかれている[3]．

② SDM を構成する 9 つの基本要素

　前述したように 2006 年 Makoul と Clayman は SDM を構成する重要かつ基本となる 9 つ
の要素を抽出，提唱した（表 3-2）[3]．以下に各要素について概説する．

A・問題の定義や説明

　今，直面している問題点を明らかにして，その解決や治療法には複数の選択肢があるこ
と，いずれが最善であるかを決定するのは容易ではないことを患者に説明し理解してもらう
ことから始める．そして意思決定，合意形成までのプロセスにおいて患者自身の話し合いへ
の参加が必要であることを伝えることが目的である．パターナリズムに代表される，方針は
医療者に「お任せします」といった患者からの申し出は依然として多く，一方的な説明や話し
合いとなりがちなのが現実である．反対に患者が医療者に委ねずに自身の希望や考えを強く
表明する場合もあり，患者の意向を医療者が過剰に尊重し過ぎてしまう逆転的な関係性もあ
りえる．しかし SDM においてはそれらとは異なり，お互い対等な立場，関係性であること

表3-2　SDMを構成する9つの基本要素

1　問題の定義や説明	6　医師の知識と推奨
2　選択肢の提示	7　患者の理解度の確認
3　利点，欠点，費用に関する話し合い	8　治療の決定あるいは延期
4　患者の価値観と意向	9　フォローアップの予約
5　患者の能力と自己効力に関する話し合い	

(Makoul G, et al：An integrative model of shared decision making in medical encounters. Patient Educ Couns 60：301-312, 2006 より改変)

を両者で意識することが重要な第1ステップとなる.

　SDMの実践手法に関しては米国医療研究品質庁（Agency for Healthcare Research and Quality；AHRQ）が提唱するSHAREモデル[4]や，Elwynらが提唱するThree talk model（3段階会話モデル）[5]などがあり他章でも詳述されているが（5章参照→39頁），そのなかでも同様に，問題を提示することで患者が話し合いへ参加することを促すステップとなっており，Three talk modelでは特にteam talkと称されている．これからのプロセスは専門家ではない患者に困難な選択を一方的に委ねてしまうのではなく，医療者も一緒に考えていくことをまず理解してもらい，患者参加を促すようにする．結果，医療者は患者からの信頼を得て十分な話し合いを進行するための関係性が構築される．ただし患者の希望や不安の程度をくみとって，過度に強要することがないような配慮も同時にするべきである.

B・選択肢の提示

　医療者より患者に対してエビデンスに基づいて想定しうる複数の治療選択肢を提示する．患者が最終意思決定を行う従来のICにおいては，このような医学的情報の提供が最も重要視される要素である．当然SDMにおいても同様であるが，この際現時点で考えられるすべての治療方針を同等に説明するべきである．各施設によって実行不可能な選択肢があるのはやむを得ないが，その治療を全く提示しない，あるいは同等ではない説明にはならないように意識しなければならない.

　患者の理解を進めるためにも，受け手の状態に応じて適宜具体的な資料や図表などの各種ツールを活用しつつ，医学用語を極力避けた平易な表現を使った情報提供が望ましい．腎代替療法の治療選択に関する説明資料は日本腎臓学会，日本透析医学会，日本移植学会，日本臨床腎移植学会，日本腹膜透析医学会の5学会合同で作成した「腎不全　治療選択とその実際」[6]を基本とするのがよいだろう.

C・利点，欠点，費用に関する話し合い

　複数の選択肢についてより詳細に説明して，それぞれの利点と欠点（リスク）について検討するステップとなる．一般的には医学的な見地からのメリット，デメリットを提示するのが優先されるが，利点とされることでも患者側からみれば好ましくない場合や，逆に患者にとっては有利と感じるデメリットもありえる．患者の価値観や意向，社会的背景が大きく影響するため，十分に聞き出して医療者も共有することが必要である．リスクやコストの説明に関しては具体的な数値の提示，例えば100人中5人に生じますとか，月に1万円前後必要

ですといった表現のほうが好ましい．SHARE アプローチおよび Three talk model においては，前述の選択肢の提示とともに，患者が治療選択肢について十分に考えることを医療者が支援するステップであり，option talk とも称される[4,5]．

D・患者の価値観と意向

SDM において最も重要な点は，患者にとって最善である治療法が最終的に選択されることである．そのためにまず患者自身の価値観や生活において大切にしていること，望んでいること，好んでいることなどを十分に聞き出す必要がある．しかし実際の臨床では，患者が自分の意見や希望を述べることなく医療者へ「お任せします」と言う場合が多く見受けられる．その理由としては，選択に迫られた患者のなかで最初から明確な意向が形成されていることはあまりないからである．家族構成などの生活環境や家庭内での役割，職業や社会的役割，趣味や習い事といった生活上の嗜好，現在感じている不安や心配事などを具体的に知ることが必要である．IC に長けた医師は医学的情報をわかりやすく説明し提供するが，このような患者の価値観や意向を引き出すことに関しては不得意であることも多い．腎臓病 SDM 推進協会では「腎臓病　あなたに合った治療法を選ぶために」というパンフレットを作成している[7]．患者自身に生活環境や希望などを記入してもらうことで詳細な情報収集ができるため，話し合いの際の有用な補助ツールとなる(付録②参照→161 頁)．

患者はライフスタイルを医療者と共有することで，治療選択に向かって自身の価値観や意向を多少なりとも明確化する方向へ導かれる．たとえ患者が治療選択は医療者に任せますという意向だったとしても，このステップにしっかり取り組むことにより SDM で治療選択を行った意義は十分に生じることになり，患者にとってよりよい決定へとつながる．医療者の提案に患者が同意するのかしないのかが最も重要となる IC と異なり，お互いの信頼関係や話し合いのプロセスを共有したことに重きをおくことが SDM の特徴である．しかし患者の希望をただ全面的に優先するだけでは，医学的に不確実な治療を選択する可能性も高くなり，決して適切とはいえない．あくまで医療者との双方向の関係性に基づいた話し合いによって進めるべきである．

E・患者の能力と自己効力に関する話し合い

患者が治療選択を実行するとすれば，どれほど実現可能なのかを詳細に検討する必要がある．例えば四肢の運動障害を伴っている患者が腹膜透析を希望した場合，自身で可能な作業の範囲はどれだけであるかなどを具体的に確認する必要がある．この際，患者の能力に制限があるからといって，安易に治療法を諦めないよう注意するべきだろう．家族のサポートや利用可能な社会サービスなどの補助となる方法がないか具体的に話し合う．患者にとっても自身の力が治療にどれだけ影響し貢献するのかを認識することで，抱える不安の軽減，今後の生活設計に向けての動機づけとなる．さらに SDM を実践することで患者教育を通じて身体的および精神的健康スコアが改善することが知られており[8]，患者にとって最善の決定に至るためのプロセスという本来の目的以外の臨床効果も期待される．

F・医師の知識と推奨

　従来の IC においては選択肢の提示とともに最も重点をおかれる項目であり，医師は現時点でのエビデンスに基づき正確で十分な医学的情報を提示する必要がある．ここで問題となるのは，多くの場合「正確な」情報提供はなされるが，「十分に」行われていないことがある点である．例えば腎代替療法の治療選択において，血液透析と腎移植に関して経験豊富な医師が説明した場合，未経験である腹膜透析に関しては十分な説明ができなかったり，時には選択肢として全く提示されないこともありうる．日本透析医学会による 2011 年時点のアンケート調査の結果[9]では，「血液透析，腹膜透析，腎移植の 3 療法すべての情報提供はしていない」という回答が 13%，「患者によって情報を選別している」との回答が 23% に認められた．施設の都合以外にも，医療者側の判断で事前に選択肢の選別がなされている傾向がうかがわれる．

　患者にとって最善の決定に至るための SDM というコミュニケーションプロセスにおいて，考えうるあらゆる治療法が等しく提示されないことは避けなければならない．またすべての選択肢を情報提供しても，その医療施設で実施可能な治療法に偏った推奨がなされることも望ましくない．決定に際して最も重視される患者の価値観，意向やライフスタイルよりも医療者の都合や判断が優先されないよう留意する．そのためには，前述した各種決定支援ガイドなどの SDM ツールを活用して，偏りのない十分な情報提供を行う．

G・患者の理解度の確認

　Finkelstein らは，慢性腎臓病ステージ 3～5 の 676 人を対象としたアンケート調査において，35% の患者で腎臓病に関する知識はごくわずかか，もしくは全くなかったと報告した[10]．慢性に進行する腎機能低下という病態を伝えることは難しく，そのために最終的に腎代替療法が必要となること，さらにはその内容を理解するよう求める作業は決して容易ではない．患者に合わせた説明は当然であるが，医療者が一方的に話した後で「わかりましたか？」などといった「yes/no」形式の質問で確認すると，理解の程度にかかわらず，つい「はい，わかりました」と回答してしまうことを多く経験する．これをもって患者が理解したと判断するのはもちろん問題であり，確認するにあたっては「今日はどのようなお話をしましたか？」「あなたにとって何が問題でしたか？」など，患者が自ら内容を述べるように工夫するべきである．理解が進んでいなければ，より平易で補助ツールを用いた説明を繰り返すことも必要だろう．こういったコミュニケーションツールはティーチバック法（復唱法）と呼ばれ有用な手法ではあるが[4]，わが国においては抵抗を感じる患者や医療者も多いかもしれない．その場合，医師からの説明後に改めて看護師など別のスタッフが問いかけてどのような内容であったかを復唱させるのもよいだろう．

H・治療の決定あるいは延期

　SDM を用いた治療選択において最も重要なことは，いずれの方法を選ぶのかという決定を下すことではなく，患者にとって最善となる医療を一緒に考え提供することができるかどうかという点である．これまで述べてきた SDM のプロセスで必要な要素を踏まえて進行してきたか振り返り，検証して治療選択に至る．患者自身や家族が話し合いのなかに参加する

ことができたか，患者の価値観や意向を十分引き出して共有することはできたか，考えうる選択肢を正しく提示して患者の生活や人生と照らし合わせて治療選択ができたか，患者は治療を理解し将来のライフスタイルが具体的に見通せたのか，そしてその選択が患者にとって最良のものであるかなどを改めて評価し，患者と確認し合う．

　Mendelssohn らは米国・カナダで実施された前向き観察研究の CRIOS 研究において，1,303 名の CKD ステージ 3〜5 の患者を対象に，どの腎代替療法が医学的および社会心理学的に適格であるかについて腎臓専門医とその医療チームにより評価した[11]．その結果，血液透析が適格と判定された患者が 98％，腹膜透析が 87％，腎移植が 54％ であった．つまり治療選択において腹膜透析が適正である患者は 9 割近く，腎移植でも半数以上が適性を認めるということであり，この 3 つの治療法を公平に偏らずに検討して選ぶ必要がある患者は多数であることを示唆するものである．

　また話し合いの途中で方針を変更すること，患者の理解度や不安などに応じた進行のペースの調整，療法決定の延期などよりよい結論に至るための工夫も必要である．さらに治療開始後でも患者の満足度や生活上の問題が生じるようであれば療法変更も検討されるべきである．医療者より選択を提示された患者としては，いったん始めた治療の変更はできないのではないか，早く決めなければならないのではなどと感じる場合も多く，そういった不安を解消することにより患者参加も促進される．

I・フォローアップの予約

　前述のように療法選択のプロセスにおいて決定の延期や変更を支持することは重要な要素であり，話し合いのはじめから患者に伝えておくべきである．患者の身体状況などとともに生活環境の変化などを経時的に把握するために定期的にフォローアップすることは，一般の臨床でも日常的に行われている．SDM の目的は療法決定で完結するのではなく，患者にとって最良の治療法に至ることであるので，決定後の治療状況だけでなく，想定した生活スタイルとなっているか，患者満足度はどうかなどをフォローアップの過程で定期的に再評価するべきであり，場合によっては治療法の修正を行うことも必要である．AHRQ の SDM 研修プログラムである SHARE モデルでも「患者の決定の評価」として最後の重要なステップとされている[4]．つまり治療開始後に予想外の支障が生じた場合や，患者の価値観や意向が変化することに柔軟に対応することも含めて SDM の実施意義といえる．

　近年では高齢者や重度の合併症がある場合に，腎代替療法自体の見合わせに関する意思決定プロセスも重大な課題となっている．治療が進行していくなかで，いよいよ人生の最終段階にさしかかった状況となり，患者，家族，医療者が透析の見合わせという深刻な SDM を余儀なくされるケースも増加している．その際にアドバンス・ケア・プランニング（advanced care planning；ACP）と並んで SDM は核となるコミュニケーションプロセスであり，厚生労働省[12]や日本透析医学会[13]もその実施を推奨している．

❸ SDM と IC の使い分け

　Makoul と Clayman が提唱した SDM を構成する 9 つの基本要素について概説した．Hoffmann

は，SDM がなければエビデンスに基づく医療（evidence-based medicine；EBM）はエビデンスによる圧政となってしまうと表現した[14]．これまでは EBM を実践し，IC というコミュニケーションプロセスを用いる診療が日常的であったが，新たに SDM という概念が浸透した結果，患者の価値観や意向を重視する考え方へと向かっていることを象徴している．しかし注意すべきことは，SDM は決して IC を否定するものではなく，両者は医療の領域により使い分けられ，時に包括される関係性であるという点である．例えば外傷時の外科的処置や肺炎時の抗菌薬投与など，確実性が高く選択肢の少ない診療の場面では，主として IC により治療決定や同意がなされる．一方，腎代替療法の治療選択など確実性が低く選択肢の多い医療分野では，SDM が必要となる．

　これから医療者は EBM を実践しつつ，対応する診療場面に即して IC と SDM という 2 つのコミュニケーションツールをともに習熟することが要求され，これが最善の医療提供へとつながる重要な要素となるだろう．

●引用文献
1）Siegler M, et al：Clinical medical ethics. J Clin Ethics 1：5-9, 1990
2）Barry MJ, et al：Shared decision making—the pinnacle of patient-centered care. N Engl J Med 366：780-781, 2012
3）Makoul G, et al：An integrative model of shared decision making in medical encounters. Patient Educ Couns 60：301-312, 2006
4）AHRQ：The SHARE Approach：a model for shared decision making. https://www.ahrq.gov/sites/default/files/publications/files/share-approach_factsheet.pdf（2020 年 7 月）
5）Elwyn G, et al：A three-talk model for shared decision making：multistage consultation process. BMJ 359：j4891, 2007
6）日本腎臓学会，他：腎不全 治療選択とその実際 2019 年版．2019．https://cdn.jsn.or.jp/jsn_new/iryou/kaiin/free/primers/pdf/2019allpage.pdf（2020 年 7 月）
7）腎臓病 SDM 推進協会ホームページ．https://www.ckdsdm.jp/（2020 年 7 月）
8）Wright Nunes JA：Education of patients with chronic kidney disease at the interface of primary care providers and nephrologists. Adv Chronic Kidney Dis 20：370-378, 2013
9）中山昌明，他：腹膜透析ガイドライン改訂準備委員会報告．透析会誌 44：1199-1204, 2011
10）Finkelstein FO, et al：Perceived knowledge among patients cared for by nephrologists about chronic kidney disease and end-stage renal disease therapies. Kidney Int 74：1178-1184, 2008
11）Mendelssohn DC, et al：A prospective evaluation of renal replacement therapy modality eligibility. Nephrol Dial Transplant 24：555-561, 2009
12）厚生労働省：人生の最終段階における医療・ケアの決定プロセスに関するガイドライン．https://www.mhlw.go.jp/file/04-Houdouhappyou-10802000-Iseikyoku-Shidouka/0000197701.pdf（2020 年 7 月）
13）日本透析医学会：透析の開始と継続に関する意思決定プロセスについての提言．透析会誌 53：173-217, 2020
14）Hoffmann TC, et al：The connection between evidence-based medicine and shared decision making. JAMA 312：1295-1296, 2014

（満生浩司・不動寺美紀・池田　綾）

COLUMN

認知症例から学んだ，透析開始にあたっての意思決定支援

　患者自らが形成し表明した意思を尊重し，日常生活・社会生活の在り方を決めるプロセスの重要性は誰しもが認識することである．透析療法は，生活に多大な影響を与える医療行為であり，その開始にあたっては認知症例についても同様に，意思決定支援に最大限の配慮がなされることが望ましい[1]．当院で経験した認知症例を紹介する．

　80代男性Aさん．長年，認知症である妻の介護を献身的に行いながら2人で自立した生活を過ごされていたが，近年は本人の認知機能も低下し夫婦ともに社会支援を受けていた．当院へは偶発的に腎機能障害を指摘され紹介となった．治療を行うも近日中の腎死は不可避な状態であり，私はAさんに腎代替療法の提示を行った．しかし，パンフレットや映像による説明，透析室での見学など，一定の工夫は試みるが医療情報提供は困難であった．日を変え担当の職種も変え説明を繰り返したが，維持透析療法の方針を理解しているとは言いがたかった．「長生きなんてしたくない」という発言もあるが，生き方に関する事前指示書はなく，その言葉が本心かどうか判断はつかなかった．透析開始の見合わせに相当する意思が何らかの形で示されていないかを確認するため，「もし患者に意思決定能力があればどうしただろうか」と推定できる意思決定代行者を探したが，存命する親族は妻だけであった．親族不在のため，Aさん夫婦とお付き合いの長いケアマネジャーから話をうかがったところ，認知症が今ほどに強くない頃は口癖のように「妻の面倒を診ることが俺の生きがいだ」「なにがあっても最後までこの家で妻と暮らす」と述べられていたことが判明した．ケアマネジャーからもらった言葉を拠り所に医療チーム内で協議し，リスクを共有しながらもAさんには必要に応じて血液透析を開始する方針とした．

　透析開始まで猶予があったため保存期腎不全例として外来定期通院を数か月続けたころ，Aさんの妻が脳卒中を発症し当院へ搬送された．妻がいない環境の変化が誘因となってか，翌日Aさんは自宅で低体温症を呈した状態でヘルパーに発見され当院へ搬送された．あいにく妻の予後は厳しいものであり療養型病院へ転院となったが，Aさんは透析を開始すれば自宅療養も目指せる状態にまで回復した．意思決定プロセスにかかわる事項と考え，妻の状況をAさんに告知したが，その時は涙されるが翌日には「妻は元気か？」と尋ねるなど，理解は定着しなかった．透析開始を見合わせた場合，妻とAさんの転帰は，ほぼ同時期になると考えられた．

　「妻の面倒を診る」「妻と暮らす」という意思を実現することが不能となったため，透析開始が本人意思を尊重した方針と捉えられるのか再考が必要と思われた．医療チームからは，透析開始を見合わせとし患者の苦痛に対して緩和ケアを提供する選択も抱えつつ，多職種ミーティングを開催した．ケアマネジャーが率先して調整を行い，ヘルパーおよびデイケア施設職員数名と，訪問診療を担当している医師・看護師，当院からは病棟看護師・透析認定看護師・理学療法士・医療ソーシャルワーカーも参加し，大所帯のミーティングとなった．Aさんはデイケア施設職員の顔を見るなり手を合わせながら「いつもありがとねー」と笑顔を浮かべ，職員も「また遊びにきてよ」と応じていた．Aさんの生活を支援してきた方々皆が，元気に自宅に戻られるAさんを待っていた．なごやかな雰囲気のなかお互いの自己紹介が終わったころ，筆者が抱えてきた透析見合わせの選択肢は，場にそぐわない

ものにみえた．提示は行ったが，時間の多くは A さんが通院透析を行うにあたり想定される問題と対処の取り決めに割かれた．1 週間のスケジュールが書かれた大きな紙が出され，そこには笑顔で透析を受ける A さんの絵が描かれていた．生活のリズムが崩れないよう，デイケアへの通所は，すでに非透析日を想定して組まれていた．

　妻の状態については，A さんから問われれば事実をそのままに伝えていくこととした．妻不在の生活を A さんが認知する日がいつになるかはわからない．また，その際に A さんがどのような行動で意思を表出するかもわからない．引き続き A さんの行動のもととなる意思を推し測り，またその意思を尊重することとし，ミーティングは終了した．

　医療行為の同意は，本人の一身専属性がきわめて強いものであり，同居家族を含め第三者に同意の権限はないものとされる．一方，現実の医療の場面では，本人の意思が確認できないため，社会通念や各種ガイドラインに基づき，患者意思を推定し本人以外の第三者に決定・同意をいただくケースも多いと考えられる[2]．診療契約を結ぶことが困難な認知症例に対し，形式上はケアマネジャーを通じて A さんの意思を推定し最善の方針をとるという手順を踏んだうえでの透析開始であったが，当初私が尊重したのは過去の本人意思であり，今目の前にいる A さんの意思ではなかったと省みる．A さんはケアマネジャーやヘルパー，デイケア施設職員の方々との間で社会性を保ち，支援を受けながら日々の意思決定を行っていた．支援者は，A さんが受ける医療行為に関して診療契約締結の代行はできない．しかしまた，支援者がいなければ A さんの社会生活は維持できない．

　身寄りのない（もしくは家族関係が大変希薄な）認知症高齢者が，腎不全例であると判明し療法選択に難渋するケースは散見される．当院は「患者さんが最も幸せな状態でいられる医療」を提供することを使命と掲げている．患者にとっての幸せが何であるのか，認知症例の意思代行は難しい．しかし支援する社会に患者が幸せを感じるのならば，患者の意思もまた変わっていくことと思われる．患者さんの生きがいを形成している支援者に，心動かされた一件であった．

●引用文献

1) 厚生労働省（編）：認知症の人の日常生活・社会生活における意思決定支援ガイドライン．2019．
https://www.mhlw.go.jp/file/06-Seisakujouhou-12300000-Roukenkyoku/0000212396.pdf（2020
年 7 月）
2) 「医療現場における成年後見制度への理解及び病院が身元保証人に求める役割等の実態把握に関する研究」班（編）：身寄りがない人の入院及び医療に係る意思決定が困難な人への支援に関するガイドライン．2019

（上川康貴・和田隆志）

意思決定支援ツール

SDM は近年ではがんや精神疾患領域のみならず，腎臓病や糖尿病領域においても重要視されている．従来行われてきた，医療従事者から一方的に治療法を提示するパターナリズムと呼ばれる方法ではなく，患者自身が自己の治療方針に関する意思決定を行うことによって，単に満足度が高まるというのみでなく，良好な自己管理が期待できる（表 4-1）[1]．SDM をより効果的に行うために，意思決定支援ツールの存在の重要性が指摘されている．本章では意思決定支援ツールについて概説する．

1 意思決定支援ツール（Patient Decision Aids）

A • 意思決定支援ツールとは

意思決定支援ツールとは，医療や健康にかかわる意思決定において患者が十分に情報を得られること，そして何を大事にして決めたいかをはっきりできるように支援することを目的としたツールで，海外では decision aid（ディシジョンエイド）[1]と呼ばれている．具体的には，どんな治療をするのか，どんな生活をしていくのかを，自らの考え方や価値観，人生観に沿って周りのサポートを受けながら，主体的に意思決定していくことを支援するためのツール（手段，道具）である．

これらの意思決定支援ツールは，冊子やパンフレットといった紙媒体のものだけでなく，DVD で映像やアニメーションを活用したもの，インターネットで映像やアニメーションに加えさらに自分の状態をチェックし，より自分に合った情報が得られるよう工夫されている

表 4-1　**意思決定支援ツールの効果**

- ・知識が向上する
- ・確率を示してある場合，正確にリスクを認識しやすい
- ・情報が足りない，価値観がはっきりしないなどの葛藤が少ない
- ・意思決定で受け身になりにくい
- ・決められない人が少ない
- ・医師と患者のコミュニケーションが向上する
- ・意思決定やそのプロセスに満足しやすい

〔中山和弘：ヘルスリテラシーに合わせた意思決定支援のための適切な情報提供のあり方．医薬品情報学 20(3)：N4-N7, 2018 より引用〕

ものもある．また，自分自身の考えを入力して印刷し，診察時に医師に渡すことができるようになっているものもある．関連学会や製薬企業によって作成されたDVDやパンフレットなどが広く用いられているが，オリジナルのツールを作成して利用している施設も少なくない．

B・オタワ意思決定ガイド（Ottawa Personal Decision Guide）

　欧米では，1990年頃から支援ツールについての研究が盛んになった．通常，意思決定支援ツールとは，「乳がんに対しAとBの治療方法という選択肢がある」や「乳がんの検診に対し検査を受けるか，受けないか，選択肢がある」といった具体的な選択肢とそのメリットとデメリットについて説明したものである．患者が多い疾患の治療法などは支援ツールが存在すると思われるが，患者が少ない疾患については存在しない可能性が高い．

　そこで幅広く活用できる支援ツールが開発された．カナダのOttawa Hospital Research Institute（OHRI）によるオタワ意思決定ガイド（Ottawa Personal Decision Guide）[2]で，治療や検査などの選択肢やメリットとデメリットが空欄になっているものである．ガイドといっても，意思決定支援のための指針・ガイドラインではなく，意思決定を行う人自身がどのように意思決定を進めていけばよいか，その過程において自己の価値観や不十分な情報を整理するためのツールである．特定の治療法に関する情報が記載されたパンフレットではなく，治療や検査などの選択肢やメリットとデメリットが空欄になっているため，さまざまな診療領域で用いられており，日本語版も公開されている．

C・腎臓領域の意思決定支援ツール

　特定の治療法や診療領域に特化した意思決定支援ツールとしては，乳がんの術式選択[3]や糖尿病患者の自己開示[4]などがあるが，国内外を合わせても非常に限られている．

　腎臓領域においては，オーストラリアとニュージーランドが共同で意思決定ツール「My kidneys, my choice, decision aid」を開発し[5]，専門職に対する教育プロジェクトの一環として評価と改訂を続けている．日本でも，日本腎臓学会，日本透析医学会，日本移植学会，日本臨床腎移植学会，日本腹膜透析医学会が合同で「腎不全　治療選択とその実際」という小冊子を作成し，治療法選択の際に用いられている（図4-1）．患者が家族と話し合うために，持ち帰りやすいサイズであると同時に，腎代替療法の基本的なオプションについて専門的な見地から情報がまとめられていて，さらに定期的に更新されることから，より客観的かつ正確な情報源として慢性腎臓病（CKD）診療領域において広く用いられているツールである．

　この小冊子は，情報提供のためのツールとして有用であるが，意思決定支援に重みをおいたツールとしては，腎臓病SDM推進協会により作成された「腎臓病　あなたに合った治療法を選ぶために」というツールが有用である[6]．本ツールは，まず患者自身が自己の状況を記入するページから始まる．例えば，同居家族の有無，住居のタイプ，外出時の主な交通手段，ペットの有無，家事（炊事）を主に担当する人などが，チェック様式で簡単に記載できるページがある（付録②参照→161頁）．続いて，家庭内の役割や仕事の内容，さらには趣味や将来への希望，不安など自由記載方式で書き出すことができるようになっている．これらのページを患者自身で記入する作業には，医療従事者が患者の状況を詳細に把握できるという利点のみならず，患者自身が治療法選択のために自分のおかれた環境や気持ちを正しく理解

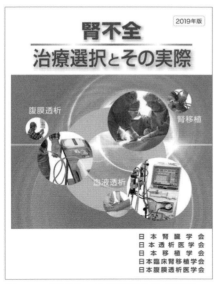

図 4-1　**腎不全　治療選択とその実際**

し整理することにつながる効果がある．ツール全体に占める各腎代替療法についての情報量はさほど多くない．血液透析，腹膜透析，腎移植でそれぞれ 1 ページずつしか割り当てられていないが，あくまでも理解できているかどうかという自己チェックの目的と，支援者とのコミュニケーションのきっかけとしての役割を担うページであると考える．つまり意思決定支援がこのツールだけで完結するわけではなく，前述の小冊子などと併せて利用することでより効果的な意思決定支援が期待できる．本冊子は，腎臓病 SDM 推進協会のホームページから自由にダウンロードすることが可能である．

　近年では，スマートフォンなどの Web アプリケーションなどを活用した意思決定支援ツールの開発なども報告が増えてきている．Patzer ら[7]は，は米国腎臓統計システム（United States Renal Data System；USRDS）における年齢，人種/民族，透析期間，糖尿病や高血圧，心血管疾患，低アルブミンを含む併存疾患などのデータから，死亡を予測するリスクスコアを作成し，透析治療と比較した腎移植の臨床的有意性を示す iChoose Kidney というアプリケーションを開発した．患者が意思決定にあたって，自身の情報をタブレット端末などで入力すると，透析治療を受けた場合と移植治療を受けた場合それぞれの，1 年時，3 年時における死亡リスクが推定され，表示される仕組みとなっている．

D・意思決定支援ツールによる介入効果

1）腎代替療法以外での効果

　意思決定支援ツールによる介入の効果を臨床研究によって検討する場合，意思決定葛藤尺度（decision conflict scale）（表 4-2）[8, 9]や当該疾患に対する知識尺度（knowledge scale）をアウトカムとして，介入前後，あるいは介入 vs 非介入で比較することによって検討することができる．

表 4-2　**意思決定葛藤尺度（日本語版）**

選択肢の情報
　・私にとってどの選択肢が利用可能であるか知っている
　・各選択肢の有益性を知っている
　・各選択肢の危険性と副作用を知っている
価値観の明確化
　・どの有益性が自分にとって最も重要であるのかはっきりしている
　・どの危険性と副作用が自分にとって最も重要であるのかはっきりしている
　・有益性，危険性と副作用のどれがより重要であるかはっきりしている
サポート
　・選択をするための十分な支援を他者から受けている
　・他者からの圧力を受けることなく選択している
　・選択をするための十分な助言を得ている
選択への確信
　・どの選択肢が自分にとって最良であるのかはっきりしている
　・何を選択すべきかについて自信がある
　・この決定をするのは，私にとっては容易である
満足度
　・十分な情報を得て選択をしたと感じている
　・私の決定は自分にとって何が重要かを示している
　・私の決定は変わることはないと思う
　・自分の決定に満足している

以上，16 項目からなる質問紙であり，それぞれの項目について「とてもそう思う（0 点）」から「全くそう思わない（4 点）」までの 5 件法で回答し得点化する尺度である．肯定する項目が多いほど，意思決定についての葛藤が少ないと評価する．
〔Ottawa Hospital Research Institute：Decisional Conflict Scale. https://decisionaid.ohri. ca/eval_dcs.html（2020 年 3 月），中山和弘：患者中心の意思決定支援．手術医学 40：91-96, 2019 より引用〕

　腎代替療法ではないが，2014 年に報告された 13 例の認知症患者を対象とした単群前後比較試験で，長期経管栄養治療の選択における意思決定支援ツールによる介入前後で知識は向上し，decisional conflict scale は有意に低下したことが示された[10]．2017 年には，早期乳がん患者の手術選択の意思決定における葛藤尺度について，従来の情報提供を実施する対照群（70 例）と，ナラティブ（患者自身による語り）の聞き取りを含む意思決定支援ツールによる介入群 1（70 例），意思決定支援ツールの使用のみによる介入群 2（70 例）に無作為化され，手術前後の decisional conflict scale をアウトカムとして評価された[11]．手術後 1 か月において，ナラティブの有無にかかわらず意思決定支援ツールを用いた 2 群では，対照群と比較して有意に decisional conflict scale が低下したことが示された．

2）腎代替療法での効果

　腎代替療法に関する研究では，Patzer ら[12]が，ツールを利用せずに標準的な意思決定支援が行われた対照群（216 例）と iChoose Kidney を利用した介入群（226 例）を対象に，予後の改善などに差があるかを比較するための無作為化試験を実施したが，患者の知識は介入群で有意に向上したが，実際の治療法選択には影響を与えなかった[13]．Therkildsen ら[14]は，スマートフォン向けに開発した意思決定支援アプリの効果について，22 例の CKD 患者を対

象にアンケート調査による検討を行っている．アプリは治療法選択には有用であったが，decisional conflict scale の減少を認めなかったことから，特に高齢者によるツールの使いやすさを見直すべきであると考察した．

　また Subramanian ら[15]は，腎代替療法の選択が必要な CKD 患者を，意思決定支援ツールを用いた介入群 70 例(118 例の登録後 48 例脱落)と対照群 70 例(116 例の登録後 46 例脱落)に無作為に割り付けし，無作為化並行群間比較試験を実施した．実際に選択された治療法と，意思決定に関する 4 種類のアンケート調査(decisional conflict scale, decision self-efficacy, preparation for decision making, knowledge)による得点について，介入群では意思決定における患者の葛藤を測定する decisional conflict scale が有意に低く(42.5 vs 29.1；$P < 0.001$)，治療法の知識についての knowledge score が有意に高かった(76.5 vs 90.3；$P < 0.001$)．本研究は，教育歴の高い若年者のみが参加していることや，また十分に無作為化できていない限界もあるが，腎代替療法における意思決定ツールの効果を証明した数少ないエビデンスであり，日本においても同様の臨床試験の実施が期待される．

② 国際基準(IPDAS)

　意思決定支援ツールの開発が盛んに行われるようになると，内容の偏りや記載情報の正確性など，その質が問われるようになってきた．そこで，世界の意思決定支援の研究者らによって IPDAS(International Patients Decision Aids Standard)collaboration が設立された[16]．IPDAS collaboration による意思決定支援ツール開発のための 63 項目からなる基準チェックリストが作成されている．徐々に項目数が厳選され，30 項目の簡易版も公開されている．また，2 値評価のみで定量化しにくいことや，ツールによって評価結果の比較がしにくいといった問題点から，新たな意思決定支援ツールの作成基準として IPDASi(IPDAS instrument)が作成された[17]．2017 年には日本語版 IPDASi(version 4.0)も開発され，誰もが Web 上で閲覧することができる(表 4-3, 4)[18, 19]．IPDASi は，意思決定支援ツールの質評価を第三者によって行うための専用ツールであり，資格基準(Qualifying criteria, 6 項目)，認定基準(Certification criteria, 10 項目)，質基準(Quality criteria, 28 項目)から構成されている．「はい」か「いいえ」で評価される資格基準は 6 項目すべてが基準を満たしている必要がある．また，認定基準は，1〜4 点(全く当てはまらない〜非常にあてはまる)で評価され，10 項目すべての基準で 3 点以上を満たす必要がある．

表 4-3　**国際基準 IPDAS における資格基準**

・決定を必要とする健康状態や健康問題(治療，手術または検査)について記述している
・考慮すべき決定について明確に記述している
・決定のために利用可能な選択肢を記述している
・それぞれの選択肢のポジティブな特徴(利益，長所)を記述している
・それぞれの選択肢のネガティブな特徴(害，副作用，短所)を記述している
・選択肢の結果として経験することがどのようなものか記述している(例，身体的，心理的，社会的)

〔IPDASi(version 4.0)日本語版. http://www.healthliteracy.jp/pdf/Japanese%20version%20of%20IPDASi%20(v4.0)%20.pdf より一部改変(2020 年 3 月)〕

表 4-4　IPDASi の項目例

・**資格基準　Qualifying criteria**
　　介入が意思決定支援ツールであるとみなされるために必要とされるもので，6 項目の記述内容に対して「はい」か「いいえ」で評価される．すべての資格基準を満たすべきとされる
・**認定基準　Certification criteria**
　　認定基準は，満たさない場合に有害な偏りが生じる高い危険性があると判断されるもので，ツールにおける情報の提示内容や方法についての 10 項目に対して 1～4 点(全くあてはまらない～非常にあてはまる)で評価される．認定基準に達するには，それぞれの認定基準で 3 点以上を満たすべきとされる
・**質基準　Quality criteria**
　　質基準は，意思決定支援ツールを強化するものではあるが，省略しても有害な偏りが生じる高い危険性を示さないもので，選択による影響など補足情報についての 28 項目からなる．認定基準と同様に，1～4 点(全くあてはまらない～非常にあてはまる)で評価される

〔IPDASi(version 4.0)日本語版．http://www.healthliteracy.jp/pdf/Japanese%20version%20of%20IPDA-Si%20(v4.0)%20.pdf より(2020 年 3 月)〕

　このように，意思決定支援ツールの開発や評価についても研究が進んでいるが，前項での記述の通り，支援効果の評価に関する検討や，アウトカム指標化に関する検討も十分とはいえない．欧米に比べると日本におけるこの領域の研究はさらに遅れていると言わざるを得ないが，効果的な支援のタイミングやインターネットなどを利用した取り組みも探索されている．ツールの開発のみで満足することなく，患者の予後に対して本当に効果があるかといった質の検討も，引き続き求められる．

❸ 具体的なサイトの紹介

　多くの情報が，テレビだけでなくソーシャルネットワークサービス(SNS)などインターネット上で簡単に入手できる時代になった．われわれが日常診療において参照するガイドラインには，エビデンスレベルが記載されているが[20]，インターネットで入手できる情報には，不正確な情報も少なくない．正しい情報を適切に入手・活用する能力である情報リテラシーや，それを自らの健康へ活かすヘルスリテラシーが，患者だけでなく支援する側の医療従事者にも求められている．腎代替療法における SDM についての情報を入手できるサイトを表 4-5 に示す．適格なエビデンスに基づいているか，情報は定期的に更新されているかなどを各自で判断しながら，利用することが望ましい．

❹ おわりに

　SDM の実践において意思決定支援ツールの果たす役割は大きい．腎代替療法の治療法選択における SDM の実践については，診療報酬に盛り込まれたこともあり急速な広がりを見せているが，各治療法の選択率に大きな変化がみられていないことから考えると，SDM が適切に行われているかどうかは疑問である．今後，意思決定支援ツールが広く普及し，SDM に活用され，多くの施設で真の SDM が行われるようになることを期待したい．

表 4-5　**腎代替療法における SDM に関するサイトの紹介**

腎臓病 SDM 推進協会	https://www.ckdsdm.jp 【患者さん・ご家族へ】 https://www.ckdsdm.jp/patient/patient.html
日本腎臓学会	https://www.jsn.or.jp/ 【一般の方へ】 https://www.jsn.or.jp/global/general/ 【腎機能のチェック】 https://www.jsn.or.jp/global/general/check.php
日本透析医学会	https://www.jsdt.or.jp/ 【一般の方へ】 https://www.jsdt.or.jp/public/
日本移植学会	http://www.asas.or.jp/jst/ 【一般の方へ】 http://www.asas.or.jp/jst/general/
日本臨床腎移植学会	https://www.jscrt.jp/
日本腹膜透析医学会	http://www.jspd.jp/
日本腎不全看護学会	http://ja-nn.jp/
腎臓サポート協会 腎臓病なんでもサイト	https://www.kidneydirections.ne.jp/ 【そろそろ透析が必要と言われた，透析をしている方へ】 https://www.kidneydirections.ne.jp/intro/dialysis
健康を決める力[19]	https://www.healthliteracy.jp/kanja/ipdas.html

●引用文献

1) 中山和弘：ヘルスリテラシーに合わせた意思決定支援のための適切な情報提供のあり方．医薬品情報学 20(3)：N4-N7, 2018

2) Ottawa Hospital Research Institute：Ottawa Personal Decision Guide. https://decisionaid.ohri.ca/decguide.html（2020 年 3 月）

3) 大坂和可子，他：乳がん手術方法の意思決定ガイド．http://www.healthliteracy.jp/kanja/nyugan.html（2020 年 3 月）

4) 南村二美代：糖尿病の自己開示における意思決定支援ツール・ガイドとは．http://www.nursing.osakafu-u.ac.jp/dm-selfdisclosure/tools/（2020 年 3 月）

5) Fortnum D, et al：'My kidneys, my choice, decision aid'：supporting shared decision making. J Ren Care 41：81-87, 2015

6) 腎臓病 SDM 推進協会：腎臓病　あなたに合った治療法を選ぶために．https://www.ckdsdm.jp/document/document.html（2020 年 3 月）

7) Patzer RE, et al：iChoose Kidney：A Clinical decision aid for Kidney Transplantation Versus Dialysis Treatment. Transplantation 100：630-639, 2016

8) Ottawa Hospital Research Institute：Decisional Conflict Scale. https://decisionaid.ohri.ca/eval_dcs.html（2020 年 3 月）

9) 中山和弘：患者中心の意思決定支援．手術医学 40：91-96, 2019

10) Kuraoka Y, et al：A decision aid regarding long-term tube feeding targeting substitute decision makers for cognitively impaired older persons in Japan：a small-scale before-and-after study. BMC Geriatr 5；14：16, 2014

11) Osaka W, et al：Effect of a decision aid with patient narratives in reducing decisional conflict in choice for surgery among early-stage breast cancer patients：A three-arm random-

ized controlled trial. Patient Educ Couns 100：550-562, 2017

12）Patzer RE, et al：A Randomized Controlled Trial of a Mobile Clinical Decision Aid to Improve Access to Kidney Transplantation：iChoose Kidney. Kidney Int Rep 1：34-42, 2016

13）Patzer RE, et al：Effect of the iChoose Kidney decision aid in improving knowledge about treatment options among transplant candidates：A randomized controlled trial. Am J Transplant 18：1954-1965, 2018

14）Therkildsen SB, et al：A Patient Decision Aid App for Patients With Chronic Kidney Disease：Questionnaire Study. JMIR Form Res Nov 21；3：e13786, 2019

15）Subramanian L, et al：Use of a Decision Aid for Patients Considering Peritoneal Dialysis and In-Center Hemodialysis：A Randomized Controlled Trial. Am J Kidney Dis 74：351-360, 2019

16）IPDAS collaboration. http://ipdas.ohri.ca/（2020 年 3 月）

17）IPDASi. http://ipdas.ohri.ca/using.html（2020 年 3 月）

18）IPDASi（version 4.0）日 本 語 版．http://www.healthliteracy.jp/pdf/Japanese%20version%20of%20IPDASi%20(v4.0)%20.pdf（2020 年 3 月）

19）大阪和可子，他：質の高い意思決定ガイドのための国際基準．https://www.healthliteracy.jp/kanja/ipdas.html（2020 年 3 月）

20）公益財団法人日本医療機能評価機構：Minds ガイドラインライブラリ．https://minds.jcqhc.or.jp/（2020 年 3 月）

（鶴屋和彦）

COLUMN

「腎代替療法選択ガイド」の活用

　日本腎臓学会，日本透析医学会，日本腹膜透析医学会，日本臨床腎移植学会，日本小児腎臓病学会が合同で「腎代替療法選択ガイド（2020）」を上梓した．このガイドを取りまとめたこともあり，筆者は腎代替療法における SDM の実践に習熟していると思われるかもしれない．しかし，日常臨床においては「腎代替療法の説明は難しい」と思いながら試行錯誤してるのが実情である．

　筆者が腎代替療法を取り上げた健康番組に出演したときのことである．どなたか患者さんを紹介してほしいと頼まれ，腹膜透析を選択した患者さんがその番組に出演された．その患者さんが「腹膜透析を選んで最もよかったのは，夫婦で果物を食べながらコーヒーを飲む時間がもてたことです」と番組で語ったことに，本当に驚かされたものである．この患者さんは保存期 CKD の時期から私の外来に通院しており，きちんと食事制限をされていた．果物やコーヒーを制限していることに対して，不満の言葉を一言も話しておられなかった．確かに，療法選択の際に「腹膜透析はカリウム制限がほとんど必要ありません」という説明はしたものの，それを重要視していたとは思いもよらなかったからである．

　われわれ医療者が患者さんに腎代替療法の説明をする際は，医学的な予後を中心に話しがちである．忙しい外来の際に，患者さんの趣味など聞き取るのは本当に困難なことである．しかし，患者さんが重要と考えていることは，必ずしもわれわれが重要と考えている医学的エビデンスではないことに留意が必要である．SONG（standardized outcome in nephrology）initiative は，医療者と患者が双方にとって意味のある評価項目を確立するためのコラボレーションである．血液透析，腹膜透析，移植，小児腎などに分かれており，それぞれの分野で医療者と患者がお互いの立場から話し合い，フィードバックを繰り返しながら「重要と思われる評価項目」を絞り込むという作業を行っている．医療者が重要と考える評価項目が死亡や入院，透析中の血圧低下，心血管病などであるのに対し，患者さんが重要と考えるのは旅行が可能か，透析していないときの自由時間，透析の妥当性などであり，フィードバックを繰り返しても，なかなか歩み寄りがないことが示されている（図 1）[1]．

　例えば，旅行が趣味の患者さんがいる．温泉巡りが趣味の患者さんもいる．また，ペットを可愛がっている患者さんもいる．このような患者さんは腎代替療法を選択した後も，これらの趣味やペットの飼育を続けたいと思っていることであろう．腎代替療法に際して，患者さんから「血液透析をしながら，海外旅行に行けますか？」あるいは「腹膜透析をしながら，海外旅行に行けますか？」と聞かれたら，きちんと答えられるだろうか．あるいは，温泉巡りについてはどうだろうか．患者さんが「ペットを飼っている」と話をされた場合，その対処法を患者さんに説明できるであろうか．年頃の女性，あるいはその親御さんであれば，妊娠のことが最も関心が高いかもしれない．例えば「腎移植を受けて，免疫抑制薬を服用しながら妊娠することはできますか？」と尋ねられるかもしれない．

　腎代替療法において SDM を実践するうえで重要なことは，患者さんの価値観や意向を踏まえた治療法の選択であり，患者さんが大切に思っていることに対して，どの治療法を選択することが最も相応しいかということである．われわれ医療者が腎代替療法において説明すべきことは，型通りのことではなく，患者さんの価値観などに応じた柔軟な説明で

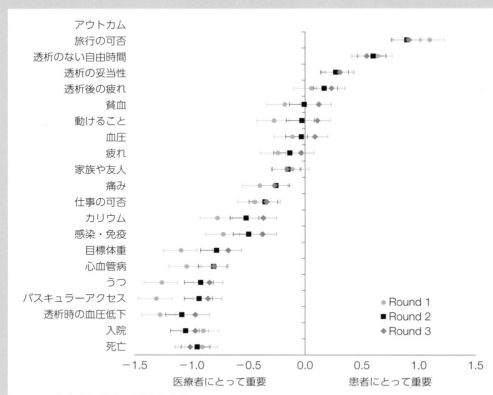

図 1　患者と医療者が重要と考えるアウトカム
(Evangelidis N, et al：Developing a Set of Core Outcomes for Trials in Hemodialysis：An International Delphi Survey. Am J Kidney Dis 70：464-475, 2017 より)

ある.

　今回 5 学会が上梓した「腎代替療法選択ガイド」は，腎代替療法説明の際に，患者さんに聞かれたことに対してガイドを指し示しながら，医療者と患者あるいはその家族が相談できるようなものを目指している. 腎代替療法説明に携わる医療者が必ずしも腎代替療法のすべてについて精通している必要はない. むしろ，このガイドを利用して，医療者と患者が一緒になって相談しながら，患者さんにとって相応しい療法選択ができることを願っている.

●引用文献
1) Evangelidis N, et al：Developing a Set of Core Outcomes for Trials in Hemodialysis：An International Delphi Survey. Am J Kidney Dis 70：464-475, 2017

(猪阪善隆)

第 5 章

SDM の実践手法—現場で SDM を実践する際の手順の基本

　SDM は患者が病態，予後，治療法などについて理解し，各時点で最良の選択を行い，主体的に治療に取り組むことができるようにするための継続的なプロセスである．特別な「作法」があるわけでないが，多忙な臨床現場で医療者と患者が SDM を進めるためのアプローチ手法が，米国の医療研究品質庁（AHRQ）や英国の健康財団（Health Foundation）などによって発表されている[1, 2]．わが国で SDM を進めていくうえでも参考になるので，本章では，これらのアプローチについて紹介し，次章で具体的な事例を含めて解説する．

❶ 米国の SHARE アプローチ

　米国の AHRQ は，現場の医療者に対する SDM の研修プログラムとして SHARE アプローチを開発した．1 日のプログラムで，医療者と患者が最良の選択を下すための話し合いの進め方として SHARE アプローチのほかに，各種コミュニケーション技法や施設内で SDM を広めるための工夫についても紹介している．SHARE は①Seek your patient's participation（患者の参加を求める），②Help your patient explore and compare treatment options（患者が治療選択を調べ，比較することを支援する），③Assess your patient's values and preferences（患者の価値観，選好を評価する），④Reach a decision with your patient（患者とともに決定に至る），⑤Evaluate your patient's decision（患者の決定を評価する）の頭文字をつなげたもので，SDM 実践の根幹を示している．次にこの 5 段階について解説する．

A・患者の参加を求める

　SHARE アプローチのステップ 1 は，複数の治療選択があって，どれが患者にとって最良かを医療者だけでは決めることが難しいこと，患者がどう思うかが重要であることを伝え，話し合いに引き込むことである．

　治療上の難しい決定を医療者に委ねたいと考えている患者は多い．これは日本人に限ったことではなく，欧米でも英国の 66%，スウェーデンの 70% の患者は自らの治療上の決定を専門家に委ねたいと答えている[3]．一方で，病気や治療法についてもっと知りたい，治療法の決定には自分もかかわりたいと思っている患者も多い[4, 5]．実際のところ，医学上の決定にかかわることに不安をもったり自信をもてなかったりすることが多いようである．患者に決定をすべて委ねる，押し付けるのではなく，一緒に考えていく問題であることを伝えて，患者の参加を促していく．ただし，患者が自分では決められないので，家族や医療者に決めて

ほしいと強く希望した場合には，その気持ちを尊重することも必要である．

B・治療選択について説明，比較する

　ステップ2は，患者が治療選択肢について理解し，比較することを支援する段階である．医療者は，複数の治療選択肢を示し，それぞれの内容，利点，危険性などについて説明する．インフォームド・コンセントにあたっての話し合いに含まれる内容であるが，医学的情報の一方的な説明に終わらないよう，患者の理解を確認することも必要である．

　患者の理解を助けるために，専門用語をできるだけ避け，患者が質問する間を十分とること，口頭での説明だけでなく，パンフレットや動画なども活用するとよい．治療選択肢の利点とリスクについて話すときは「……の可能性は低いです」といった表現でなく，具体的な数値を示したり，肯定と否定的な数値の両者とも用いるとよい．「合併症が発生するのは約13％です」という代わりに，「100人のうち13人で合併症を生じます」「この治療法では，10人のうち2名で副作用が生じますが，10人のうち8名は副作用が起きません」などの言い方である[1]．説明にあたっては，意思決定支援ツール（Patient Decision Aids）と呼ばれる資料を活用すれば，会話も進めやすいし，患者の理解も高まる．

　患者の理解を確認するにも工夫が必要である．「わかりましたか？」「何か質問はありますか？」といった「はい」「いいえ」で答えられる質問は避ける．患者は，よくわからなくても，医師に「わかりましたか？」と聞かれると，反射的に「はい」と答えがちである．患者が理解できたかを確認する方法として「ティーチバック（teach back）」という手法がある．医師が伝えた内容を患者に自分の言葉で述べてもらい，うまくいかなかったら，ほかの言い方で再度説明するのである[1,6]．例えば「治療法について2つの選択肢をお話ししましたが，私がうまくお伝えできたかを確かめさせてください．お話しした治療法の違いと，それらがあなたの生活にどのような影響があるかについて，お話ししてもらえますか？」などの問いかけである．

C・患者の価値観，選好を評価する

　末期腎不全，乳がんや前立腺がんなどでは，生存率だけではなく，それぞれの治療法が患者の生活，QOLをどのように変えるかが治療法選択に大きな影響を与える．患者の価値観，患者が何を最も大切にしたいと思っているかを明らかにするのがSHAREのステップ3である．

　「価値観を明らかにする」ことは容易ではない．「あなたにとって大切なことは何ですか？」と問われ，即答できる人はどれほどいるだろうか．抽象的な「価値観」を論じるのではなく具体的に，複数の治療選択肢がある場合，それぞれの選択が患者の生活をどう変えるかをイメージしてもらうところから始めるとよいだろう．腎代替療法の選択であれば，週3回血液透析に通院した場合の仕事や生活の変化と，自宅で腹膜透析を実施する場合の1日のスケジュールなどを考えてもらい，不都合なことがあるかどうか，何が心配か，といったことを尋ねながら患者にとって最も大切にしたいこと，譲れないことをみつけていく．

　会話を深めていくには，患者が気兼ねしたり，恥ずかしく感じることなく，思ったことを口にできる雰囲気づくりが重要である．患者の不安に対し，共感を示したり，患者の言ったことを繰り返したりすることで，患者の言葉をきちんと聞いている，患者に関心を示してい

る姿勢を伝えることができる．患者にとっての最大の関心事，大切にしたいこと，不安に思っていることがはっきりしてくれば，次の段階や決定に進むことができる．

D・患者とともに決定に至る

医学的情報を患者が理解し，患者の価値観，選好が明らかになれば，それらを踏まえたうえで，患者にとって最良の選択肢を決定する．決定するにあたって必要な情報はすべて患者が理解しているか，あるいはほかに知りたいこと，不安に思っていることがないかを再度確認する．次いで，患者が決定を下す気持ちになっているか，もう少し考える時間が必要かを判断する．患者が決めかねているようなら急かさず，次の面談の時間を設定する．

E・患者の決定を評価する

SDM の目的は「決定を下す」ことではなく，患者にとって最良の治療選択につなげることである．そのためには決定を下した後に，期待した通りの治療，生活を送ることができているか，あるいは予想と異なった展開となっていないかを評価する機会を設けることが大切である．
乳がんの乳房切除術など，いったん手術を行ったらやり直しがきかないこともあるが，慢性疾患では，いったん決定したあとにほかの治療選択に変更できることも多い．腹膜透析を選択したあとで血液透析に変更する場合もあるし，その反対もある．末期腎不全患者が透析を行わない保存的腎臓療法を選択した場合でも，気持ちが変わって透析を希望することもある．決定を下した後でも，患者の希望に変化がないか，患者の望んだ治療となっているかを患者と話し合うことは大切である．

② 3段階会話モデル（the three talk model）

米国のダーツマス研究所の Elwyn らが，英国 Cardiff 大学在籍中に開発したチーム・トーク（team talk），オプション・トーク（option talk），ディシジョン・トーク（decision talk）の3段階モデルも広く使われている[7, 8]．多忙な臨床医が SDM の中心プロセスを理解し実践するための手法である．2012 年に発表され，2017 年に改訂された．英国の健康財団（Health Foundation）は，医療者に SDM を普及するために MAGIC（Making good decisions in collaboration）プログラムを開発したが，このなかで Elwyn らの3段階モデルを用いている．

A・チーム・トーク

チーム・トークとは，診断や決定すべき問題が明らかになった時点で，患者の価値観・意向が決定に重要なことを確認する話し合いである．患者と医療者がチームであることを確認し，話し合い決定しなくてはならないことがあること，複数の治療選択肢があり患者の生活に与える影響が異なること，どれがよいかは1人ひとりの患者の選好（preference），価値観によって異なること，必ずしも期待した効果が得られるとは限らず場合によっては合併症，副作用が生じる可能性もあることを伝え，話し合う．患者のなかには，複数の選択肢のなかから自分がどれかを選ばなくてはならないという状況に不安を感じる人もいる．選択肢を比較する話し合いを進めてよいか，まだ十分心の準備ができていないかを判断する．

　なかには「先生はどれがよいと思っているのですか？」「どれがよいかを決めるのは医師の仕事ではないか」という患者もいる．このような場合には，最終決定を下すのに急ぐ必要はないことを伝え，次回の話し合いまで待つのも1つの方法である．チーム・トークの要は治療法の決定という難しい課題を，患者に丸投げするのではない，医療者が一緒に考えていく，医療者は患者を支えていくことを患者に理解してもらうことにある．

B・オプション・トーク

　オプション・トークは選択肢を説明し，患者の理解度を評価し，決定を支援するものである．この時点で患者の知識・理解度を確認し，選択肢を提示し，詳しい内容・利点・リスクを話し合う．医師が熱心に説明しても患者が十分に理解していないことも多い．手術の説明に関する調査では，説明を聞き，同意文書に署名した後でも，患者の18〜45%は主なリスクを覚えておらず[9]，44%は手術自体をよく理解せず[10]，60〜69%は自分が署名した文書を読んでいないという[11]．腎臓専門外来を通院中の患者の1/3が，自分が腎臓病であることを理解していないとの報告もある[12]．米国のRussellらは，患者教育資料を直接患者に手渡しても，約9割の患者は渡されたことを忘れていたと述べている[13]．

　口頭での説明だけでなく，視覚的にもわかりやすい，患者が繰り返し参照できるような教育資料，患者意思決定ツール（Patient Decision Aids）も有用である．海外では多くのツールが開発されており，オタワ病院のサイトからは各種の意思決定ガイドを検索，入手することができる[14]．決定支援ガイドの質を保証するための国際基準IPDAS（International Patients Decision Aids Standard）や国際学会もある（4章参照→33頁）．口頭での説明だけでなく，患者支援ツール（Patient Decision Aids）と呼ばれる冊子，資料，web上のリソースを紹介したり，活用する．わが国では2017年に腎代替療法選択にあたって，SDMに関する理解を深め，患者診療を支援するための母体として「腎臓病SDM推進協会」が設立され，筆者が代表幹事を務めている．ホームページから「腎臓病　あなたに合った治療法を選ぶために」という冊子がダウンロードできるため，患者・家族と医療スタッフが話し合いを進める際に活用していただきたい（付録②参照→161頁）[15]．

　選択肢を提示した後で，具体的な説明と患者の選好についての話し合いを始める．画一的な説明ではなく，患者の理解度，関心，生活スタイルに合わせて具体的なイメージをもってもらえるようにするのが重要であり，腕のみせどころである．侵襲的な検査や治療についての説明では，個々の選択肢を選んだ場合の利点と危険性，リスクについて理解してもらうことが重要だが，口頭での説明だけでは忘れてしまうことも多いので紙の冊子や動画なども活用するとよい．危険性について「合併症発生率は何%です」といった数値の提示だけでは実感できないこともあるので，図表を使うなど工夫する．

　前述したように，患者の理解度を確認するためティーチバック（teach back）という手法，患者の言葉で理解した内容を語ってもらうことも心掛けたい．

C・ディシジョン・トーク

　ディシジョン・トークは患者の意向を明らかにし，決定を下す話し合いである．ここでは医学的な情報や事実の確認だけでなく，患者の価値観，選好を引き出すことに力をいれる．

「十分な説明」は必要条件であっても十分条件を満たさない．患者が大切にしたいことや生活にどのような変化が生じるか，などに関する話し合いが不十分であれば，患者にとってベストな選択につながるとは限らない．週3回の通院血液透析ではなく，自宅で就寝中に自動で実施する腹膜透析のほうが仕事に支障がでないと考える会社員や，決まったスケジュールに追われるのでなく，ゆっくり自分のペースで透析をしたいと希望する人，あるいは通院が負担となっている高齢者もいるだろう．

　患者のなかには「面倒な患者」と思われないように，医師に質問したり医師の提案に異議を唱えたりすることを躊躇することもある[11]．一方，医師も患者の真意を誤解しよかれと思ってした選択が，患者にとって最良ではないこともある．

　最終決定に至った場合でも，いつでも変更できること，不安や疑問があったら遠慮なく医療者に連絡してもらうように伝える．ディシジョン・トークで患者が自分の関心事を気兼ねなく口に出すことができるか，心配なことや疑問を気軽に聞くことができるかは，医療者・患者の信頼関係によるところが大きいので，日ごろの信頼関係構築はSDM実践に不可欠な要素である．決定後にもフォローアップを行い，治療選択が患者にとって満足できるものかどうかを評価し，時に治療法の変更を検討することも必要となる．

❸ 現場で実践するにあたって

　SHAREも3段階会話モデルもMakoulとClaymanらがシステマティック・レビューに基づいてまとめたSDMの基本9要素を踏まえている（表5-1）[16]．経験を積んだ医療者ならば，SDMという言葉を知らなくても，SDMを実践していることもあるだろう．必ずしもSHAREや3段階会話モデル通りに行う必要はないし，各自がこれらを参考に患者とともに話し合いを進めていけばよいだろう．

表5-1　SDM のアプローチ法

基本の9要素	SHARE	Three talk model
1. 問題の定義や説明	患者の参加を求める	患者が治療選択の話し合いに参加することを求める Team talk
2. 選択肢の提示	患者が治療選択を調べ，比較することを支援する	治療選択肢を話し合う Option talk
3. 利点，欠点，費用に関する話し合い		
4. 患者の価値観と意向	患者の価値観，選好を評価する	患者の希望・意向と選択肢決定を話し合う Decision talk
5. 患者の能力と自己効力に関する話し合い		
6. 医師の知識と推奨	患者とともに決定に至る	
7. 患者の理解度の確認		
8. 治療の決定あるいは延期		
9. フォローアップの予約	患者の決定を評価する	

　腎代替療法の選択説明にあたって「療法選択外来」を設置し，多職種が支援ツール（Patient Decision Aids）を用いて患者・家族と複数回の面談をもち，その結果，治療法が決定されたことだけでSDMを実践しているとは言い切れない．SDMの目的は，患者にとって最良の選択を行うことにある．話し合いのなかで，患者・家族が将来の生活を具体的にイメージできたかどうか，価値観・希望を明らかにできたか，さらにいったん決定を下したあとでも望みどおりの治療・生活になっているかを再評価し，必要に応じて決定を修正することも必要である．

●引用文献

1) AHRQ：The SHARE Approach：a model for shared decision making. https://www.ahrq.gov/sites/default/files/publications/files/share-approach_factsheet.pdf（2020年7月）

2) Joseph-Williams N, et al：Implementing shared decision making in the NHS：lessons from the MAGIC programme. BMJ 357：j1744, 2017

3) Fredriksson M, et al：Who wants to be involved in health care decisions? Comparing preferences for individual and collective involvement in England and Sweden. BMC Public Health 18：18, 2018

4) Légaré F, et al：Barriers and facilitators to implementing shared decision-making in clinical practice：update of a systematic review of health professionals' perceptions. Patient Educ Couns 73：526-535, 2008

5) Levinson W, et al：Not all patients want to participate in decision making. A national study of public preferences. J Gen Intern Med 20：531-535, 2005

6) アンソニー・バック, 他（著），植村健司（訳）：米国緩和ケア医に学ぶ医療コミュニケーションの極意. 中外医学社，2018

7) Elwyn G, et al：Shared Decision Making：A Model for Clinical Practice. J Gen Intern Med 27：1361-1367, 2012

8) Elwyn G, et al：A three-talk model for shared decision making：multistage consultation process. BMJ 359：j4891, 2017

9) Saw K, et al：Informed consent：An evaluation of patients' understanding and opinion (with respect to the operation of transurethral resection of prostate). J R Soc Med 87：143-144, 1994

10) Byrne D, et al：How informed is signed consent? Br Med J（Clin Res Ed）296：839-840, 1988

11) Parker R：Health literacy：A challenge for American patients and their health care providers. Health Promotion International 15：277-283, 2000

12) Wright Nunes JA：Education of patients with chronic kidney disease at the interface of primary care providers and nephrologists. Adv Chronic Kidney Dis 20：370-378, 2013

13) Russell JSC, et al：End-stage renal disease treatment options education：What matters most to patients and families. Semin Dial 31：122-128, 2018

14) Ottawa Hospital Research Institute. Patient Decision Aids. https://decisionaid.ohri.ca/（2020年7月）

15) 腎臓病SDM推進協会ホームページ. https://www.ckdsdm.jp/（2020年7月）

16) Makoul G, et al：An integrative model of shared decision making in medical encounters. Patient Educ Couns 60：301-312, 2006

（小松康宏）

SDM の実践手法

信頼関係を築く

糖尿病のクリニックから，血清クレアチニン(Cr)値が上昇してきたため今後の治療法選択を含めた診療を依頼された患者

症　例

患者　A さん，65 歳，男性，自営業

診断名　#1　2 型糖尿病　#2　高血圧　#3　糖尿病性腎症(CKD ステージ G4)

経過　45 歳のときに健診で糖尿病を指摘され，自宅近隣のクリニックで治療を受けてきた．生活習慣改善にも取り組み，インスリンの自己注射も問題なく続けてきた．10 年前から蛋白尿が出現し，かかりつけ医から腎臓内科受診を勧められていたが，仕事が忙しいことを理由に受診していない．最近，血清 Cr 値が上昇傾向にあり，eGFR 15 mL/分/1.73 m^2 未満(CKD ステージ G5)近くになったため，今後の治療方針について腎臓専門外来受診を勧められ本日受診することとなった．

社会歴　居酒屋を経営．妻と義理の母親と同居．長男，長女は独立して別居．20 歳から喫煙していたが，糖尿病と診断された時点で禁煙．

1 外来での会話

シナリオ 1

―患者 A さんが診察室に入ってくる．医師は電子カルテ画面を見ており，椅子に座ったまま A さんに声をかける．

医師　A さん？　今日は△△先生からの紹介ですね．

患者 A　よろしくお願いいたします．

医師　紹介状をみたけど，Cr がもう 3 mg/dL，eGFR が 15 mL/分/1.73 m^2 だね．慢性腎臓病(CKD)はステージ G1 から G5 まで分けられるけど，A さんはすでに G5 だなあ．10 年前から蛋白尿が陽性だけど，担当の先生はなんとも言わなかったの？

患者 A　……腎臓の先生にかかるように前から言われていたんですけど，仕事が忙しくて．今も体調は悪くないですよ．でも，かかりつけの△△先生が必ず行くようにとうるさいんで，無理してきたんです．

医師　GFRが15を切っているんですよ．あと数年で，早ければ年内に透析が必要になるかもしれない．もっと早く来ていれば……．

シナリオ2

─医師は診察室のドアをあけ，患者Aさんを呼び込む．

医師　お待たせしました．どうぞおかけください．

（Aさんが座った後で）本日担当させていただく腎臓内科の医師，○○です．

患者A　よろしくお願いします．

医師　診察の前に，病院の決まりなので，お名前と生年月日を教えていただけますか？

患者A　Aです．生年月日はX年Y月Z日です．

医師　ありがとうございました．紹介状を拝見したのですが，もう20年以上糖尿病の治療をがんばってきたのですね．今回は，今後の腎臓病の治療方針について相談したいとうかがっています．Aさんの腎臓の状態に関して，かかりつけの△△先生からはどのように聞いていますか？

患者A　クレアチニンという腎臓の働きを示す数値が3になり，腎機能が15を切ってしまったと言われました．前から腎臓外来に行くようにとは言われていたんだけど，仕事が忙しくってね．でも今回，かかりつけの先生から，このままだと透析が必要になるかもしれない，これからの治療と透析について相談してくるようにと言われ，びっくりして今日来ることにしました．体調はいいし，どこも具合が悪いところもないし，むくんでもいないのにね．

医師　透析になるかもしれないと言われたら，誰でも驚きますよね．でも今日，思い切って外来に来られたのは大変よかったと思います．まずAさんのこと，これまでの病気の治療について，特に腎臓についてどのように聞いているかを教えていただけますか？

② 解説

　腎代替療法など重要な決定に関して，共同意思決定（SDM）を進めるには信頼関係が前提となる．患者が医師を信頼し，安心して思ったことを気兼ねなく話すことができなければ，医師の話も十分に伝わらないし，患者の価値観，大切にしたいことを引き出すこともできず，SDMにはいたらない．米国腎臓医会（RPA）が2010年に発表した「透析療法の開始と見合わせにあたっての共同意思決定：診療ガイドライン」の提言1は，「共同意思決定のための医師・患者関係を構築する」ことである[1]．

A・初診時のポイント

　初診時に患者が感じた印象は，その後の医師・患者関係に大きな影響を与える．相互信頼に基づいた医師−患者関係は，患者満足度・患者経験を高め，不安を軽減し，意思決定へのかかわりを深めるし，長期的な治療遵守度も向上させる[2-6]．CKDの治療は長期にわたるので，初診時の場の設定（診察室の雰囲気），患者さんへの接し方，話し方，聞き方には最大限の力を注ぎたい．患者は「腎不全」「透析療法」という言葉に不安をもちつつ，勇気をふるって

腎臓・透析専門外来に足を運ぶことが多い. 患者や家族が安心して, この医師にはなんでも話したり聞いたりすることができる, 自分のことを親身に思ってくれていると感じられれば, その後の話し合いも円滑に進むことが多い. 反対に, 医学的な難しい説明から始めたり, 説得やおどかすような話し方をすれば, 「この医師は自分のことをわかってくれない」と信頼を失うであろう.

病院や診察室は, 医療者にとっては日常的な居心地のよい場所であるが, 初診患者にとっては居心地が悪く, 落ち着かず, 不安な場所である. 患者の価値観, 希望, 懸念事項を引き出そうと思っても, 患者が緊張していれば, 患者はふだん感じていることも頭に浮かばなかったり, 思っていることを口に出せなくなってしまう. 患者をリラックスさせ, 良好な関係を築くために, 名前を呼んであいさつし, 椅子を示して座ってもらい, 医師も自己紹介したうえで, その日の診察や面談の目的や時間を説明するようにしたい[7].

B・安心して質問ができる雰囲気を整える

患者との良好な関係を築き, 意思決定への参加や治療効果を高めるには, 相互の信頼が重要である. 医療コミュニケーションの領域で多くの研究があるが, Dang らは初診時の医師・患者関係で信頼とラポールを形成するための方法として, 次の5項目を示している[2]. ①安心させる, ②患者に質問してよいことを伝える, ③検査結果を示してどのような意味をもっているかを説明する, ④患者を評価・判断するような言葉や態度を避ける, ⑤患者の希望をたずねる, である.

「質問してよいことを伝える」のは難しい. 「わからないことがあったらいつでも聞いてくださいね」というだけでは不十分である. 日本人よりは積極的と思われる欧米人でも「難しい, やっかいな患者」と思われないように質問を控える傾向がある[8]. 「白衣サイレンス（white-coat silence）」とよばれる現象で, 意思決定に患者を巻き込むうえでの最大の障害と考えられている[9]. 外来患者が大勢いるなかで, 患者の話を聞くとともに, 診察時間が長引きすぎないようにバランスをとるのは難しい.

1984年の研究だが, Beckman と Frankel らは, 患者が自分の心配事を話し始めてから平均18秒後に医師が患者の話を遮ることを報告し[10], 1999年の Marvel らの研究でもほぼ同じ結果であった[11]. 患者の話を遮らない場合, 患者は32秒で言いたいことを話し終わっている. 人は, 他人の表情を0.017秒で見抜くともいわれるが, たとえ忙しくても, 患者の前では忙しそうにみえないようにふるまい, 患者が安心して質問できる雰囲気をつくりたい. よりよいコミュニケーションは, 信頼関係を強化するし[12], その後の治療遵守度も高まるので[13], 医療者は生涯にわたってコミュニケーション・スキルの向上に努めたい. コミュニケーション研修は, 学生や研修医に限らず, 熟練した医療者にも有効である[14].

C・会話例から学ぶポイント

シナリオ1は, 患者の信頼も紹介先の医師からの信頼も失う最悪の例である. さすがにこのような接し方をすることはないだろうが, ちょっとしたものの言い方や仕草が患者を傷つけ, 信頼を失うことにつながるので日々注意したい. 患者が診察室に入ってくる際, 医師は椅子に座ったまま, 電子カルテの画面を注視し, 患者のほうをみないのは論外である.

表6-1　がん患者に対するコミュニケーションの原則

医療者側が心掛けること	患者や家族が心掛けること
・聴くこと ・患者の話を遮らないこと ・面談の流れを示すこと ・患者の信念，選好(preference)を引き出すこと	・ニーズを明らかにすること ・症状や懸念事項を共有すること ・家族，文化，背景などの情報を共有すること ・期待について話し合うこと，懸念事項を口にしてもらうこと ・選択肢について話し合うこと ・質問すること

〔Epstein RM, et al：Patient-centered communication in Cancer care. promoting healing and reducing suffering. National cancer institute, p100, 2007. https://cancercontrol.cancer.gov/brp/docs/pcc_monograph.pdf より(2020年7月)〕

　「エビデンスに基づく CKD 診療ガイドライン 2018」(日本腎臓学会編)では，軽度蛋白尿があれば GFR 60 mL/分/1.73 m² 未満で，蛋白尿が陰性でも GFR 45 mL/分/1.73 m² 未満で，かかりつけ医から腎臓専門医・専門医療機関へと紹介する基準としている[15]．この患者では，もっと早い段階で腎臓専門医に紹介されるのが望ましいが，実際には透析開始の1年以内になって初めて紹介される例もまだ少なくない．患者を責めたり，前医への信頼をなくすような発言は慎みたい．

　シナリオ2では，患者への配慮がうかがわれる言葉遣いとなっている．医療者が患者の気持ちを理解し，共感するだけでなく，患者にわかるように具体的な形で示すことも重要なスキルである．不安のなかにある患者は，医師の言った言葉が耳に入っているとは限らない．さらに医療者の示している態度にも気づかないこともある．患者に対して共感を示すには，的確な言葉遣いと誠実に関心をもつこと，能動的に聴くことが求められる[16]．

　米国のがん研究院(NCI)は，がん患者に対するコミュニケーションのモノグラフを作成しているが，そのなかで実践できる項目を表6-1のようにまとめている[17]．この原則はがん患者に限らず，すべての医療・ケアの領域にあてはまるものである．患者や家族が行うことについては，医療者側もうまく引き出すようにしたい．

 のフレーズ

　・こんにちは．医師の○○です．
　・△△先生から紹介状をいただきました．それによると，今日は，慢性腎臓病の今後の治療と透析療法の可能性などについて話し合うために来られた，ということでよろしいでしょうか．
　・特に話しておきたいこと，不安に思っていることはありますか．
　・受診していただいてよかったです．
　・いろいろ心配されたでしょうね．
　・心配はいりません．一緒に考えていきましょう．

第 6 章⓪のポイント

- SDM を進める大前提は医療者・患者間の信頼関係である.
- 信頼関係を構築するには初診時のコミュニケーションが重要である.
- 思いやりを示して信頼を築くには，共感を具体的な形で「示す」必要がある.
- 患者とのコミュニケーションでは，能動的に聴く，話を遮らない，患者の価値観，懸念事項を引き出す，患者の感情を否定せず認める，専門用語を避ける，ことに努める.
- 医療者の言葉が常に患者に伝わるとは限らない．「話したかどうか」ではなく，「伝わったかどうか」が重要である.

●引用文献

1) Renal Physicians Association：Shared Decision-Making in the Appropriate Initiation of and Withdrawal from Dialysis. Clinical Practice Guideline. Second edition. Rockville, 2010

2) Dang BN, et al：Building trust and rapport early in the new doctor-patient relationship：a longitudinal qualitative study. BMC Med Educ 17：32, 2017

3) Frankel RM, et al：Getting the most out of the clinical encounter：the four habits model. Perm J 3：79-88, 1999

4) Hall MA, et al：Trust in physicians and medical institutions：what is it, can it be measured, and does it matter? Milbank Q 79：613-639, 2001

5) Dean M, et al：A 3-stage model of patient-centered communication for addressing cancer patients' emotional distress. Patient Educ Couns 94：143-148, 2014

6) Shepherd HL, et al：Physician-identified factors affecting patient participation in reaching treatment decisions. J Clin Oncol 26：1724-1731, 2008

7) Lloyd M, et al：Communication skills for medicine. Churchill Livingstone, 1996

8) Frosch DL, et al：Authoritarian physicians and patients' fear of being labeled 'difficult' among key obstacles to shared decision making. Health Aff 31：1030-1038, 2012

9) Judson TJ, et al：Encouraging patients to ask questions：how to overcome "white-coat silence". JAMA 309：2325-2326, 2013

10) Beckman HB, et al：The effect of physician behavior on the collection of data. Ann Intern Med 101：692-696, 1984

11) Marvel MK, et al：Soliciting the patient's agenda：have we improved? JAMA 281：283-287, 1999

12) アンソニー・バック，他（著），植村健司（訳）：米国緩和ケア医に学ぶ医療コミュニケーションの極意．中外医学社，2018

13) Zolnierek KBH, et al：Physician Communication and Patient Adherence to Treatment：A meta-analysis. Med Care 47：826-834, 2009

14) Moore PM, et al：Communication skills training for healthcare professionals working with people who have cancer. Cochrane Database Syst Rev（3）：CD003751, 2013

15) 日本腎臓学会（編）：エビデンスに基づく CKD 診療ガイドライン 2018．東京医学社，2018

16) Levinson W, et al（著），宮田靖志，他（監訳）：日常診療の中で学ぶプロフェッショナリズム．カイ書林，2018

17) Epstein RM, et al：Patient-centered communication in Cancer care. promoting healing and reducing suffering. National cancer institute, p100, 2007
https://cancercontrol.cancer.gov/brp/docs/pcc_monograph.pdf（2020 年 7 月）

（小松康宏）

話し合いを始めるには

腎機能が低下していることは知ってはいるが，仕事と透析の両立は無理だと思い拒否的な患者

症　例

患者　Aさん，59歳，男性，専門学校教師

診断名　#1　糖尿病性腎症（CKDステージG5）　#2　2型糖尿病　#3　高血圧　#4　糖尿病性網膜症

経過　15年ほど前から糖尿病で近医に通院していた．1年前に腎臓が悪くなっていると言われ，腎臓専門医（開業医）を紹介され受診．透析の必要性も説明されたが，透析なんか始めると仕事ができなくなる，困る，と話はなかなか進まず．いよいよ血清Cr 7.7 mg/dL，eGFR 6.5 mL/分/1.73m^{2}に至り，当院療法選択外来でも話を聞いてくるよう言われて妻と受診．

社会歴　専門学校でゲームのプログラミングを教えている．妻と2人暮らし．娘は独立し遠方に住んでいる．飲酒なし．喫煙なし．

1 外来での会話

シナリオ

医師　お待たせしました，腎臓内科の○○です．△△先生に診ていただいているんですね．いつからですか？

患者A　1年前です．

医師　それまでは？

患者A　□□医院に糖尿でかかってて，腎臓が悪くなってるから，って言われて紹介されて……．

医師　なるほど．たぶん，△△先生からもお話は聞いてらっしゃるかと思いますが，せっかく当院まで来ていただいたので，復習もかねて腎臓のことお話しさせていただきますね．

―腎臓の働き，今の患者Aさんの腎機能について説明．Aさんも妻も軽くうなずく程度で無言で聞いている．

医師　腎臓が悪くなったとはいえ，まだまだおしっこが普通に出ると思います．この腎臓を長持ちさせるのが大事です．そのためには血圧を低め安定にすることが大事です．普段の血圧はどれくらいですか？

患者A　125くらい.

医師　いいですね！　塩分控えたりして気をつけてらっしゃるんですね.

妻　はい…….

医師　これまで頑張って来られたから，腎臓が悪くなるスピードをゆるやかにできたんだと思いますよ. それでもどうしても残っている糸球体[注1]にかかる負担が増えるので，傷むスピードが速くなって，数値も上がりやすくなっているんです. 今は症状があまりないかもしれないですが，透析や移植といった，腎臓の代わりに尿毒素を除去するような治療が必要になってきます. どんな治療方法があるかを知っていただき，ご自身の生活に合う方法を選んでおいていただくほうがいいですし，急に透析，って言われてもどれにするか決められないと思うので，それで△△先生がここで話を聞いてきなさい，っておっしゃったんだと思います. なので，嫌かもしれませんが，透析の説明を順番にさせてもらいますね.

患者A　（うなずく）

医師　透析には血液透析（HD）と腹膜透析（PD）というのがあって…….

―以下，透析療法について説明. 実際の透析液や，PDカテーテルを入れた人形とデモ用の透析液でツインバッグ交換をみてもらうが，こちらとは視線を合わせない. 終始視線は下向き.

医師　普段は何時に起きて何時に仕事に行かれて，何時頃帰宅されるのですか？

患者A　5時に起きて7時に家を出る. 通勤に2時間弱かかる. 帰宅は19時過ぎ.

医師　透析クリニックによっては，遅めの時間からHDを開始できるところもあります. PDなら…….

―HDなら夜間透析，PDなら夜間自動腹膜灌流（APD）という方法もある旨を説明.

医師　学校で教えてらっしゃるので，入院がしづらいですね.

患者A　はい. ゴールデンウィークの間か夏休み期間でないと無理です（妻もうなずく）.

2 **解説**

　患者Aさんは口数少なく，視線を合わせることがなかった. 透析についての質問もなく，意向をうかがい知ることも難しかった. 妻も緊張した面持ちで，不安でいっぱいであることが見てとれた. Aさんのように，透析導入が必要と宣告され，療法説明の場に来られる患者・家族の多くは，この先の人生に大きな不安をもち，治療について受容できない状態である. しかし一通りの説明をした後の，次の会話で状況は一転する.

医師　ゲームを作るって面白いでしょうね，うちの子もずっとゲームしてます.

患者A　（初めてこちらを見て）そうなんですよね，だからゲームって悪いものだって言われるんですよね.

医師　でも，ゲームし始めてから友達が増えて，友達と一緒に遊ぶことが増えました. それ

注1)　説明例：老廃物や塩分を血中から尿中に濾過するフィルターの役割を果たす毛細血管の塊で，1つの腎臓の中に約100万個あるとされる.

までは兄弟で家のなかで過ごすことがほとんどだったので，みんなと楽しそうにしているのを見ると嬉しいです．

患者A　そう，ゲームを介してコミュニケーションが広がります．私も教師をやっていて，生徒たちのなかにはひきこもりの子も多いんですが，ゲーム作りを通じて社会性を身につけて自立していく姿を見るのが楽しいんです．できるだけ仕事を続けて，キーボードを打ちながら死にたいです（妻も微笑みうなずいている）．

　ゲームの話を始めると急に，こちらを見て，自身の仕事のやりがい，望む生き方について生き生きと語ってくれた．そしてその後，患者Aさんは望む生き方をかなえるために，まずはPDで透析を始めて，2年後に定年を迎えたら非常勤として働きながら，透析に合わせて勤務体系を変えていけるよう勤務先と調整しようと思うと，今後の人生を透析とともにどのように生きていくかについて考えをまとめることができた．

A・「日常生活・ライフスタイルの維持」を考える

　特に慢性疾患においては，患者が自己管理能力を獲得・維持することが，合併症を防ぎ，QOLを維持するために必要であり，そのための治療的教育（therapeutic patient education）が重要であるとWHOも提唱している[1]．この治療的教育が成功するためには，患者がその必要性を理解すること，すなわち自身の生きがいや，続けたい（守りたい）ことを自覚し，そのためには自己管理により合併症進展をできるだけ抑えることが大切なのだ，と理解することが動機付けとして必要である．このプロセスがうまくいくために重要な問いが"What matters to you?（何があなたにとって最も重要なことですか）"であり，欧米でWMTY movementとして国際的キャンペーンが展開されている[2-4]．提示した症例では「ゲーム」が患者にとって最も重要なものに関連しており，これについて会話を掘り下げることで，患者の生きがいを把握することができ，治療についても前向きに話し合うことが可能となった．

　しかし生きがいとは何かを即答できる人は少なく，ましてや医療者がそれを導き出すことは容易でない．SDMのためのSHAREアプローチのなかでも，Seek participation（患者の参加を求める），Assess values and preferences（患者の価値観，選好を評価する）という手順を，特に外来診療の限られた時間のなかで実施することは，きわめて困難である．ましてや初対面の患者であればなおさらである．

　筆者の経験と患者達からの声，いくつかの論文からわかることは，この問題を解決するためのヒントが「生活」を考えることにあるということである．2018年にNPO法人 腎臓サポート協会が実施したアンケート調査でも，透析が必要と言われたときに不安に思ったこととして，8割以上の人が「日常生活がどのように変わるのか」，5割以上の人が「今まで通り仕事や家事を続けることができるのか」を挙げている（図8-3参照→123頁）[5]．当院PD患者に透析療法を選択する際に最も重視したことは何かを聞いた調査でも，「身近な人とのつながりの継続」（自分らしくこれまで通りの生活を続けること）であった．また患者は治療予後よりも，ライフスタイル（仕事や社会生活，孫の世話など）を維持できるかどうかを重視することが示されている（図6-1）[6]．すなわち，何が最も重要なものか（What matters most）を限られた時間のなかで見出すためには，医療者が患者の日常生活について話を深めるとよ

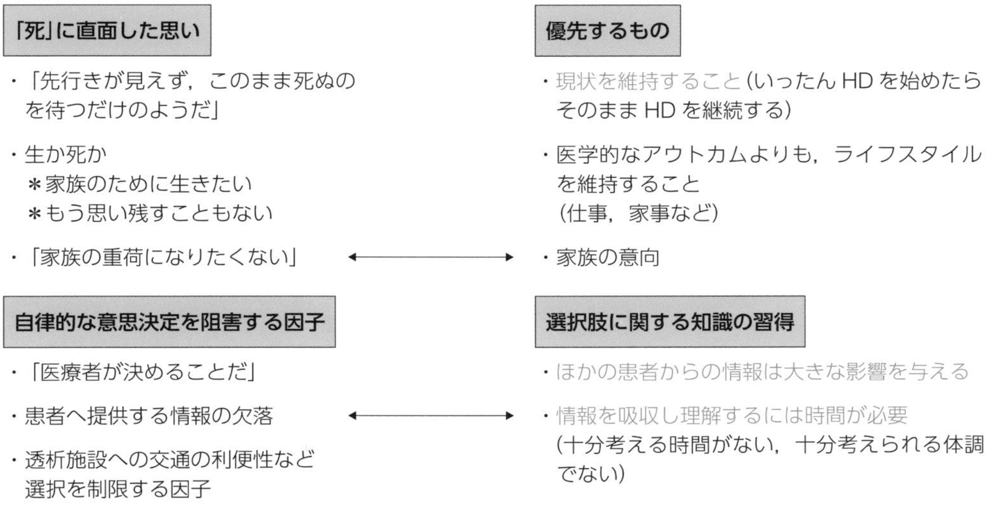

「死」に直面した思い	優先するもの
・「先行きが見えず，このまま死ぬのを待つだけのようだ」 ・生か死か 　＊家族のために生きたい 　＊もう思い残すこともない ・「家族の重荷になりたくない」　⟷	・現状を維持すること（いったんHDを始めたらそのままHDを継続する） ・医学的なアウトカムよりも，ライフスタイルを維持すること （仕事，家事など） ・家族の意向

自律的な意思決定を阻害する因子	選択肢に関する知識の習得
・「医療者が決めることだ」 ・患者へ提供する情報の欠落　⟷ ・透析施設への交通の利便性など選択を制限する因子	・ほかの患者からの情報は大きな影響を与える ・情報を吸収し理解するには時間が必要 （十分考える時間がない，十分考えられる体調でない）

図 6-1　療法選択の意思決定に影響する 4 つの因子
特に，現状を維持したいという思い，ほかの患者からの情報，情報を吸収し理解するまでの時間が意思決定に大きな影響を及ぼすとされる．
(Morton RL, et al：The views of patients and carers in treatment decision making for chronic kidney disease：systematic review and thematic synthesis of qualitative studies. BMJ 340：c112, 2010 より改変)

い．一見，話の本筋からそれるように思えるが，これにより患者は，自身の大事にしていることに医療者が関心をもち，共感し，患者自身の生活を重視してともに治療法を考えようとしている姿勢に気づく．これは Three talk model の第 1 段階「Team talk」の成功をもたらす．医療者は患者の話のうち，医学的に重要な項目以外は聞き流しがちであるが，日常生活の話のなかにヒントがある．犬の散歩を毎日している，というならその犬の名前を聞くことから始める，そうした工夫がカギとなる．

　こうして SDM がうまくいくと，患者参加，治療的教育が進み，合併症の減少と QOL の向上が期待できる[7]．医療者が治療法の選択肢を説明する際に注意しておくべきことが 1 点ある．それは患者の「生きがい」を継続するための治療方法（モダリティ，スケジュールなど）を柔軟に提案してあげるということである．どうしても医療者はエビデンスにとらわれやすく，一般的に勧められる治療方法に固執し「こういう方法もできるかもしれませんが，一般的には……」とリスクやデメリットの説明が後に続き，患者の前向きな姿勢をくじいてしまうこともある．例えば ADL や年齢に応じて透析量を調節する，治療スケジュールを柔軟にアレンジ可能とする，など「生きがい，ライフスタイルの維持」を目標とし，多職種で知恵をしぼることが重要である．

B・「先生にお任せします」の背景にも注意する

　治療方針決定における患者参加の重要性が提唱される一方で，意思決定に自身がかかわりたいかどうかは個々に異なる．全体の 10.7％，80 代以上では 18.0％ の患者が「医療者に任せたい」と考えているとの報告もあり，患者参加を望まない患者も一定数いる．そうした患者に

おいても，治療の選択肢が複数あることを理解し，それぞれの情報を十分に得て検討し，いずれの治療方法でも自身の望む生き方に組み込むことができると判断した結果としての「先生にお任せします」という決断は尊重される．その際は，医療者が専門家として客観的，総合的に（患者の価値観や希望を聞きだし，それらを踏まえたうえで）判断して望ましいと考える治療方法を勧めてよいし，患者もそれを望んでいる[8]．

　しかし「お任せします」が，本当に十分な検討ののちに発せられたものであるかどうかに留意する必要がある．患者は「透析が嫌だから考えたくない」「よくわからないから決められない」という思いから「お任せします」と言う場合もある．医療者の説明内容が患者自身の「生活」に結びつかないがゆえに，ピンと来ず「わからない」のかもしれない．あるPD患者は次のように話してくれた．

　「私もね，ずっと『決められません』って答えてたんです．先生は，血液透析ならここを手術して，どうやってこうやって，腹膜透析だったらお腹を切ってチューブ入れて……って説明してくれるけど，それが自分の生活にどう影響するのかわからなかった．別のことで入院したときに看護師さんが詳しく説明してくれて，それでやっとよくわかって，私手芸教室を開いてたから，それを続けたいから腹膜透析にしようって，ようやく自分の生活と透析とが結びついたんです．入院してるときに同室の方が血液透析されていて，どうして血液透析にされたのか聞いたら，『お腹の手術が嫌だから』って．そんな目の前のことだけで決めていいの？って思いました」

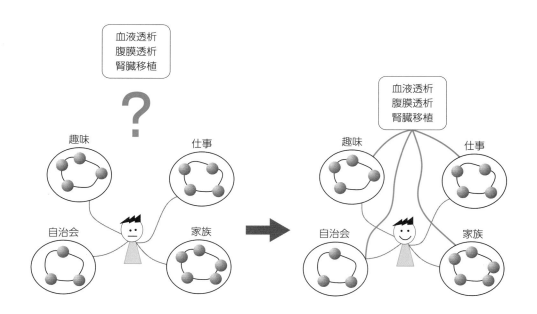

日常生活のなかに大切な人々とのつながり，生きがい，楽しみがある．
それらと治療が結びつかない状態のとき，治療を前向きに積極的に捉えることが難しい．

日常生活と治療が結びつくと，治療を前向きに積極的に捉え，生活に組み込むことが可能となる．
このとき，医療チームはできる限り，患者のライフスタイルを維持できるよう工夫する．

図6-2　「生活」と結びついた「治療方法の説明」の重要性

　特に医師は，医学的に重要な事項を説明し，医学的なアウトカムを重視する．しかし患者にとっての目標は，自身の自由な時間が保てるか，旅行などの楽しみにしていることが継続できるかどうかなどであり，医師と患者の目指すものにはギャップがあることがSONG-HD研究でも報告されている[9]．したがって患者の目指すもの（多くは日常生活，ライフスタイルの維持，楽しみにしていることの継続）と，医療者が説明する治療内容とが結びつくよう，前述したように患者の日常生活を聞き，それを維持する方法をともに考えるという機会を設けることが大変重要である．生活や生きがいに結びつかない説明を受けただけでは，「よくわからないし，先生にお任せします」ということになりうることを心にとめておきたい（図6-2）.

C・患者同士のもつ力

　SDMの目的は，患者が自身に行われる医療に積極的に関与するよう促すことであるが，これを促すための秘訣がもう1つある．それは先輩患者との面談の機会を設けることである．何度か外来で説明しても透析治療に拒否的であった患者に，先輩患者と一度面談してもらっただけで，表情が一変し前向きになることを経験した方々もおられるのではないだろうか．他の患者からの情報が意思決定に大きく影響したという報告もある[6]が，実際に同じ苦悩を体験し，困難を乗り越えて透析とともに日々の暮らしを続けている先輩患者と話をすることで，透析治療と日常生活が結びつき，また日常生活や生きがいを継続できることを実感してもらえる．先輩患者の真の共感は，後輩患者の不安を軽減させ，治療を前向きに捉えることを可能にする．先輩患者にとっても，自身がこれまで悩みながら一生懸命困難を乗り越え，学習してきた経験が後輩患者の助けとなることを知り，喜んで説明を引き受けてくれる．

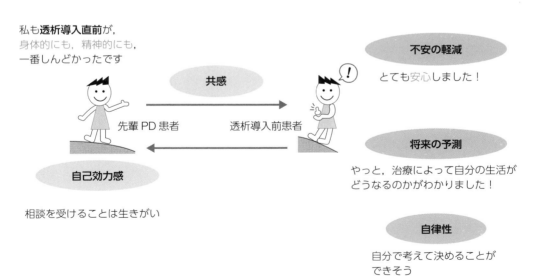

図6-3　**患者同士（peer-to-peer）の情報交換の効果**
患者同士の情報交換は，しばしば医療者の説明よりもずっと効果的である．患者の自律性獲得，エンパワメントにつながりうる.

当院では PD 患者間で情報共有する場を年に 1 回設けているが，そこに参加した患者は，後輩患者に自分の経験を伝えることは，自分自身にとっても改めて勉強になるし，新たな生きがいになる，と答えてくれている．SHARE アプローチに則って，医療者が患者に共感し，個々の生活背景や価値観を把握し，それぞれに応じた柔軟な治療方法を提案することは，対話の時間と医師の経験値が必要であるが，一方で先輩患者によるアプローチはきわめて効果的であり，医師の経験値に依らない．患者同士の会話は，患者たちをエンパワメントすると同時に，医療チームにとっても患者協働の重要性を体感するよい機会になるので，積極的にこのアプローチを日常臨床に取り入れることをお勧めしたい（図 6-3）．

 のフレーズ

- これまで頑張ってこられたので，腎機能の悪化を抑えられたのですよ．（腎機能が悪化したことについて，自己管理が悪かったと自身を責める患者や家族も多いので，気遣いが必要）
- 今は目の前が真っ暗に思われると思いますが，透析は，これまで通りの仕事や趣味などを元気に続けてもらうためのものなのですよ．いろいろな方法があるので，どれが自分の生活に合うかを一緒に考えましょう．
- 気がかりなことはありますか．
- 透析されている患者さんと会ってお話を聞いてもらうこともできますよ．
- （先輩患者）私も導入前が一番不安でした．

 第 6 章①のポイント

- 患者参加を成功させるためには，医療者が患者の日常生活に思いを寄せることが必要．日常生活に関する会話を深めるなかで，患者が大事にしていることが見えてくる．
- 患者が大事にしているもの，ライフスタイルを継続できるよう，エビデンスや標準的な手法にとらわれず柔軟な提案を多職種チームで検討する．
- 今後のライフスタイルへの影響も含めて，患者が十分に選択肢を検討した結果としての「（医療者に）お任せします」という意思は尊重される．
- 先輩患者の共感と経験値は，後輩患者が治療に前向きに取り組むきっかけになる．

●引用文献
1) WHO Working Group：Therapeutic Patient Education, 1998
2) Barry MJ, et al：Shared Decision Making-The Pinnacle of Patient-Centered Care. NEJM 366：780-781, 2012
3) BC Patient Safety & Quality Council, et al：A Guide to Having Conversations About What Matters. bcpsqc.ca/wp-content/uploads/2018/05/ConversationsMatterFINAL.pdf（2020 年 7 月）
4) Healthcare Improvement Scotland. https://www.whatmatterstoyou.scot（2020 年 7 月）
5) NPO 法人 腎臓サポート協会：2018 年会員アンケート結果報告．https://www.kidneydirec

tions.ne.jp/support/report/（2020 年 7 月）

6）Morton RL, et al：The views of patients and carers in treatment decision making for chronic kidney disease：systematic review and thematic synthesis of qualitative studies. BMJ 340：c112, 2010

7）Shay LA, et al：Where is the evidence? A systematic review of shared decision making and patient outcomes. Med Decis Making 35：114-131, 2015

8）Stiggelbout AM, et al：Shared decision making：Concepts, evidence, and practice. Patient Educ Couns 98：1172-1179, 2015

9）Standardized Outcomes in Nephrology Hemodialysis（SONG-HD）Initiative：Developing a set of core outcomes for trials in hemodialysis：an international Delphi Survey. Am J Kidney Dis 70：464-475, 2017

（北村温美・猪阪善隆）

各種治療法の選択肢を説明する

　患者が医療に参加し共同意思決定(SDM)するためには，患者やその家族も十分な知識を得る必要がある．腎不全に対して現在どのような治療をしており，今後腎不全としてどのような経過が予測されるかを知らないと，SDM を行う際に選択に困ることが予想される．しかし，患者やその家族は医療者と異なり，比較的短時間で病気に対する基礎知識を得る必要があるため，医療者は動画や図を積極的に用いるとともに，患者や家族にとってわかりやすい説明をする必要がある．

　さらに患者や家族は病院では緊張していることが多く，またその場で家族間で話すことも難しい．したがって SDM を行う際には，家に持ち帰り再考できるような資料も重要になってくる．入院中の場合には家族だけで話し合える環境をつくることも有用である．また，知識の習得により意思が変わることもあることから，可能な限り複数回の話し合いをもつことが重要である．さらに各種治療法の選択肢は地域や施設によって異なる場合がある．

　本項では各種治療法の選択肢を説明する際のポイントについて紹介する．

シナリオ

医師　A さん，奥様，本日はお時間をとって来院していただきありがとうございました．これまでの外来で，慢性腎臓病が進んだときに，腎臓の働きの代わりとなる透析療法や腎臓移植という治療があることをお話ししてきましたが，本日は，もう少し詳しくお話ししようと思います．先日お渡しした「腎不全　治療選択とその実際」のパンフレットは読まれましたか？

患者 A　自分としては，まだ透析のことは考えたくないけれど，いちおう目は通したよ．

妻　この人は，あまり自分の病気のことを家族に話してくれないんです．今日はいろいろ聞きたいことがあるのでよろしくお願いします．

看護師　それでは私からお話しさせていただきますね．わからないことがあれば，いつでも聞いてください．初めての内容もあるでしょうから，わかったつもりでも誤解していることもあります．私の話した内容がうまく伝わっているかどうか，ときどき確認させてくださいね．

—以下，腎臓病や腎代替療法の説明を行う．

① 腎代替療法の説明の具体例

　「腎不全　治療選択とその実際」(日本腎臓学会，他，2019)などの冊子を利用し，以下の点を説明する[1]．表 6-2 などを用いながら説明するとわかりやすい．説明のポイントを以下に示す．

表6-2　腎不全の治療法選択

	血液透析	腹膜透析	腎移植
腎機能	悪いまま（貧血・骨代謝異常・アミロイド沈着・動脈硬化・低栄養などの問題は十分な解決ができない）		かなり正常に近い
必要な薬剤	慢性腎不全の諸問題に対する薬剤（貧血・骨代謝異常・高血圧など）		免疫抑制薬とその副作用に対する薬剤
生命予後	移植に比べ悪い		優れている
心筋梗塞・心不全・脳梗塞の合併	多い		透析に比べ少ない
生活の質	移植に比べ悪い		優れている
生活の制約	多い（週3回，1回4時間程度の通院治療）	やや多い（透析液交換・装置のセットアップの手間）	ほとんどない
社会復帰率	低い		高い
食事・飲水の制限	多い（蛋白・水・塩分・K・P）	やや多い（水・塩分・P）	少ない
手術の内容	バスキュラーアクセス（シャント）（小手術・局所麻酔）	腹膜透析カテーテル挿入（中規模手術）	腎移植術（大規模手術・全身麻酔）
通院回数	週に3回	月に1～2回程度	移植後1年以降は月に1回
旅行・出張	制限あり（通院透析施設の確保）	制限あり（透析液・装置の準備）	自由
スポーツ	自由	腹圧がかからないように	移植部保護以外自由
妊娠・出産	困難を伴う	困難を伴う	腎機能良好なら可能
感染の注意	必要	やや必要	重要
入浴	透析後はシャワーが望ましい	腹膜カテーテルの保護が必要	問題ない
その他のメリット	医学的ケアが常に提供される，最も日本で実績のある治療方法	血液透析に比べて自由度が高い	透析による束縛からの精神的・肉体的解放
その他のデメリット	・バスキュラーアクセスの問題（閉塞・感染・出血・穿刺痛・ブラッドアクセス作製困難） ・除水による血圧低下	・腹部症状（腹が張るなど） ・カテーテル感染・異常 ・腹膜炎の可能性 ・蛋白の透析液への喪失 ・腹膜の透析膜としての寿命がある（10年位）	・免疫抑制薬の副作用 ・拒絶反応などによる腎機能障害・透析再導入の可能性 ・移植腎喪失への不安

（日本腎臓学会，他：腎不全　治療選択とその実際2019年版．pp11-12, 2019より）

A・血液透析

・透析機器を用いた浄化・体液調節方法であり，週3回，1回4時間程度透析機器回路に接続し，透析する方法である．日中行う透析のほか，夜間透析，オーバーナイト透析，在宅

透析などがある.

・透析施設への通院手段には送迎がある施設もあるが，ADLにより制限が設けられている施設もあり，確認が必要である.

・受け入れ施設が満床のことがあるため，想定している施設の空き状況を確認しておくことが望ましい.

・バスキュラーアクセス(シャント，長期留置カテーテルなど)が必要である.シャントの作製には自己血管のほか，人工血管を使用する場合がある.動静脈シャントの場合には，心臓負荷がかかる場合があり，長期留置カテーテルや動脈表在化を選択される場合もある.

・シャントの使用は通常術後2週間以上のことが多い.シャント閉塞することがあり，バルーン拡張や再作製が必要になることもある.シャントのある腕では採血や血圧測定を控え，重い荷物を下げるなどシャントの圧迫を避ける.

・尿量が1年程度で減少することが多く，飲水量やK，Pなどの電解質制限が必要になる.

・透析中に抗凝固剤を使用し，ダイアライザーや回路内の凝固を防ぐ.ダイアライザーや抗凝固剤により，アレルギーや血小板減少などの副作用がみられることがある.

・透析中に血圧の低下や不均衡症候群が生じることもある.

・施設透析などの間欠透析の場合は，心血管病の発生率がほかの腎代替療法より多い.そのため長時間・頻回透析(オーバーナイト透析や在宅透析など)を行う施設もある.

・貧血・骨代謝異常・高血圧などの治療薬を内服(もしくは注射)する必要がある.

・送迎などによる移動が困難になった場合には入院透析が必要となる.

・スポーツはシャント部が長時間圧迫されなければ自由である.

B・腹膜透析

・腹腔内にカテーテルを留置し，1日に在宅で数回透析液を入れ替えすることにより血液を浄化し，体液量を調節する方法である.

・腹膜透析カテーテル留置手術は，通常1〜2時間以内の短時間手術であり，局所麻酔などで行う施設もある.腹膜透析導入時に1回で手術する直接導入法と，1回目の手術は事前に皮下にすべて埋め込み，導入時に出口部側の先端を取り出すSMAP法がある.

・1回30分程度の交換を1日数回自分もしくは介護者が透析液交換を行う連続携行式腹膜透析(CAPD)と，夜間などに機械を用いて交換する自動腹膜透析(APD)がある.

・通院は月1〜2回程度であり，通常の通院方法で可能である.

・バッグ交換は自分，家族もしくは医療者のみに限られる.

・仕事の時間をずらして透析液を交換したり休憩時間を利用したりなど，自由度が高く仕事との両立がしやすい.

・長時間頻回透析のため血圧などの循環動態は安定し，心血管病の発生率は血液透析よりは少なく，不均衡症候群も少ない.心不全患者においても有利である.

・シャントを作る必要がなく，残腎(膀胱機能)が保たれやすいため腎移植への移行が有利である.血液透析への移行も比較的しやすい.

・尿量が出ている間は有利であるが，尿が出ていないと腹膜透析単独では不利であり，血液透析の併用か移行を検討する必要がある.

・腹膜炎，カテーテル感染，横隔膜交通症，ヘルニアなどの合併症がある．

・腹膜の透析膜としての寿命はあるが，近年透析液の進歩により伸びてきている．

・終末期や移動が困難になった場合でも在宅医療が可能である．

・十分普及していないため，病院や介護施設など受け入れ施設に限りがある．

・貧血・骨代謝異常・高血圧などの治療薬を内服（もしくは注射）する必要がある．

・スポーツは腹圧がかかったり，カテーテルを引っかけたりすることのないようにする．

C・腎移植

・他人の腎臓を移植する方法であり，亡くなった方から移植する献腎移植と，生きている方から移植する生体腎移植がある．

・献腎移植は事前に献腎登録が必要であり，待機年数がある．

・生体腎移植のドナーには6親等以内の血族と3親等以内の姻族がなれる．

・ドナーの選定には身体的・肉体的に適切か十分な検討が必要．血液型が不適合でも可能だが，移植時に治療を加える必要がある．

・ドナーが生涯末期腎不全にならず，ドナーがもつ疾患の治療に影響を与えないことが大原則．

・仕事に対しては制限がほとんどなく，社会復帰しやすい．

・透析を介さない，先行的腎移植が有利．

・血液透析や腹膜透析と比較すると大きく腎機能が回復し，貧血・骨代謝異常・高血圧などの治療薬の内服（もしくは注射）が減量ないし中止されることが多いが，免疫抑制薬を内服する必要があり，免疫力低下や発がんなどの副作用に留意する．

・拒絶反応や感染のリスクはある．自己免疫疾患や生活習慣病などで再度腎障害を呈する可能性もある．

D・包括的腎代替療法

　腎代替療法の選択を行ううえで1つの治療法のみに決める必要はない．施設血液透析と腹膜透析がしばしば比較されるが，国や患者背景によって異なるため死亡率については差が出ていない[2]．しかも施行してみないとイメージがつかみにくく，また長い人生のなかでは身体的にも環境的にも有利な腎代替療法が変わることも多い．そのため複数の治療法をシミュレーションし，治療法の橋渡しや併用の検討が必要である．

　複数の腎代替治療法に移行する例を以下に示す．

1）腹膜透析→施設血液透析
　定年退職までは仕事をしたいため腹膜透析，定年退職したら時間ができるので血液透析．

2）腹膜透析→腹膜透析＋血液透析併用→血液透析
　すぐに血液透析は受け入れられない．まずは腹膜透析をやってみる．尿量が減ってきたら週1回の血液透析を併用．血液透析を増やさないと毒素コントロールができなくなったら，完全に血液透析へ移行．

3）腹膜透析→腎移植→腹膜透析もしくは血液透析

　若いので先行的腎移植を考えたが，末期腎不全により間に合わない．腹膜透析を開始してから腎移植に移行．その間に妊娠・出産も考えたい．再び腎不全になったら腹膜透析か血液透析に移行．

4）血液透析→腹膜透析

　血液透析をしていたが，高齢で寝たきりになり通院が困難になった．入院はしたくない．腹膜透析に移行して，終末期まで在宅で生活をしたい．

❷ 腎不全に関する基礎知識

　腎代替療法と漠然と言われても，腎不全の病態の何を代替するのかがわからないと，治療法の選択において患者や家族が医療者とともに参加することは困難である．そのため，以下の項目について患者や家族に説明する必要がある．

A・腎臓の機能について（表6-3）

　腎臓が尿を作ることは比較的知られているが，その他の機能については知らない患者が多い．腎臓の機能について理解することにより，透析や腎移植が何を代替し，何を薬剤などで補完しなければならないかを整理することができる．

1）尿毒素を排出する

　身体の毒素を尿とともに排出することは比較的知られている．しかし，尿毒素物質は知られているだけで100を超え[3]，その排出が透析方法で異なることは十分に知られていない．例えば，血液透析でもダイアライザーの種類により取り除ける尿毒素物質の量が変わりうること，腹膜透析では透析液の貯留時間で取り除ける尿毒素物質の量が変わりうること，また残腎機能による尿毒素の排出が重要であること，腎移植では血液透析や腹膜透析に比べより多くの尿毒素を取り除けること，などを知ることは療法選択を行ううえで非常に参考になる[4-6]．

　少なくとも，尿毒素物質には小分子と大分子（蛋白結合分子を含む）があり，目安になっているのが，小分子の代表である血中尿素窒素（BUN）と大分子の代表であるβ_2ミクログロブリンであることを説明する[3]．

表6-3　**腎臓の機能**

・尿を作る
・尿毒素を排出する
・体液量とともに血圧を調節する
・電解質・ミネラルを調節する
・血液量を調節する
・骨を維持する
・栄養を調節する

2）体液量とともに血圧を調節する

　漠然と尿量が減るとむくんでくることは理解している患者は多い．しかし，どのように腎臓が体液量を調節し，血圧を維持しているのかを理解している患者は少ない．腎臓の複雑な生理学的機序を理解することは困難と考えられるが，塩分と水を排出していること，塩分をとるとそれを薄めるために水をとる必要があること，塩分と水分が多く身体にたまると浮腫や血圧上昇につながることを理解しておくと，腎代替療法の選択にも役に立つ．

　例えば無尿の患者では，血液透析日間での塩分の摂取により口渇感が強まり飲水量が増えてしまうこと，これにより体液量が増えると血液透析日での除水を増やさざるを得なくなり，負担が増えることを理解しておく必要がある[7]．また腹膜透析において小分子尿毒素は取り除くことが容易であるが，大分子は貯留時間依存性であり，24 時間以上の貯留はできない．残腎からの大分子除去が必要になるため，残腎が重要であることを理解すると，なぜ残腎が少なくなると血液透析との併用療法が有用であるか理解しやすい[5,6]．

3）電解質・ミネラルを調節する

　腎臓が Na，K，Ca，P，Mg，亜鉛などの電解質やミネラルを調節することを知る患者は多くない．腎不全により K の排泄が低下すると血清 K 濃度が上昇すること，血液透析や腹膜透析では K の除去をすることができるが，透析していないときは K が体内に貯留する可能性があること，K の上昇により不整脈が誘発される可能性があることについて説明しておく必要がある．

　また，これらの電解質は動脈硬化など多くの病態の進行に関与している[8]．それぞれの電解質，ミネラル異常による症状は一覧表などにより提示しておくとよい．

4）血液量を調節する

　エリスロポエチンを用いた治療を受けている患者は理解している可能性はあるが，それ以外の患者では腎臓がエリスロポエチンを産生し，赤血球数を調節していることを理解している患者は少ない．血液透析や腹膜透析では尿毒素物質の除去による腎機能の改善などにより，エリスロポエチンの必要量が減少する場合はあるが，血液透析や腹膜透析自体で直接血中エリスロポエチン濃度を増やしているわけではない．一方，エリスロポエチン産生のメカニズムを知ると，腎移植ではエリスロポエチン産生の改善も見込まれることが理解できる[9]．

5）骨を維持する

　腎臓が骨を維持していることを知っている患者はかなり少数である．ビタミン D の活性化に寄与したり，副甲状腺ホルモン（PTH）の産生機序によって骨の維持にかかわっていることを知ることにより，骨密度測定や活性化ビタミン D あるいは PTH 製剤投与の意義について理解できる．慢性腎臓病-骨ミネラル代謝異常（CKD-MBD）は，慢性腎不全患者にとって重要な予後因子にもなり得ることについては説明が必要である[10]．薬剤投与も血液透析や腹膜透析患者では調節を継続する必要があるが，腎移植患者では骨粗鬆症はすぐには改善しないものの，その投与量は減る可能性がある．

6) 栄養を調節する

腎臓が栄養を調節していることを知っている患者はほとんどいない．尿毒素物質による低栄養だけでなく，腎臓自身がアミノ酸の産生や代謝に深く関与している．そのため慢性腎不全では低栄養になりやすく，蛋白異化のため筋肉量の減少が生じやすい[11]．これもまた予後を規定する因子である．さらに栄養状態の低下により免疫力も落ちるため，易感染性を招く．

血液透析や腹膜透析では尿毒素を減少させることができるが，正常域に達する患者は非常に少ないため，栄養状態も低下していることが多い．さらに透析により蛋白が喪失するため，その分を補う必要があることから摂取量を増やす必要がある．腎移植では栄養状態の改善は期待できるが，逆にステロイド内服などによる耐糖能異常に注意を要する．免疫抑制薬の内服が必要なため，易感染性にも依然注意を要する[12]．

B・慢性腎不全の病態について

SDMにおいて，慢性腎不全の病態と予後についても患者は知っておく必要がある．慢性腎不全患者では，その病態によっても腎代替療法の選択が異なってくる場合がある．

1) 循環器疾患

患者はさまざまな循環器疾患を合併し，重篤な心血管病を呈することがある[13]．虚血性心疾患はもとより，心房細動を代表とした不整脈，心筋症，アミロイドーシスなど多くの病態がある．これらによりしばしば心不全を呈することがある．そのため脈拍や体液量の調節が重要である．慢性心房細動では抗凝固剤を内服することがあるが，直接経口抗凝固薬（DOAC）の使用ができない．血液透析患者に対するワーファリンの内服はrisk-benefitを考えると有効性不十分，腹膜透析ではやや有用と考えられている[14]．

心不全のある血液透析患者では，なるべく長時間頻回透析が有用と考えられている[15]．腹膜透析はもともと長時間頻回透析であり，自由水を抜きやすく，レニン・アンジオテンシン系などの神経体液因子の賦活が少ないことが心不全患者に有用であると報告されている[16]．

循環器疾患では，カテーテル検査で造影剤を使用する頻度が高い．血液透析ではあまり残腎に依存しない傾向にあり問題にならないことが多いが，腹膜透析は残腎が重要な役割をするため，造影剤の使用を最小限にする傾向にある．しかし，造影剤使用が腹膜透析患者の残腎機能にさほど影響しないという報告もある[17]．腎移植では，腎機能低下のない患者と同様に造影剤を用いた検査を行うことができる．

2) 脳卒中

慢性腎不全患者では，脳卒中リスクは高く，透析患者では非透析患者よりも脳卒中リスクは高い．しかし，そのリスクは高齢者においてはさほど変わらない．それでも高齢血液透析患者においてはいくらか脳卒中リスクは高く，非透析患者と差がみられるが，腹膜透析患者ではリスクが減少し，非透析患者とほぼ遜色がない[18]．

3）閉塞性動脈硬化症

心血管病同様に末梢動脈硬化性疾患も多い．特に閉塞性動脈硬化症患者は多く，間欠性跛行，手足のしびれ，冷感，疼痛などがある．悪化すると感染，潰瘍，壊死を生じてしまう．透析で除水が多いと血流不良になり，症状が悪化する場合がある．腎移植患者では，閉塞性動脈硬化症による虚血症状が少ないとの報告がある[19]．

4）悪性新生物

悪性新生物がしばしばみられることがある[20]．しかし，腎機能低下があるために，手術や化学療法に制限を受けることがある．また抗がん剤の使用に際しては，腎機能の低下に応じて用量調節する必要がある薬剤が多く，さらに腎毒性を呈するものもあり，残腎のある腹膜透析患者に対する使用にはその機能の悪化に留意する必要がある．

5）骨折

前述のように，慢性腎不全患者は骨ミネラル代謝異常により骨粗鬆症になりやすく，骨折が多い[10]．Ca，P，PTH 管理とともに骨密度の定期的な測定が必要である．

6）皮膚疾患

皮膚瘙痒感を訴えることが多い[21]．透析患者の 40％ が皮膚瘙痒感を感じている．特に長期に透析を受けている患者においてその傾向が強い．原因の詳細は不明であるが，神経過敏や皮膚内の Ca などの代謝産物の異常が推測されている．

C・原疾患について

慢性腎不全の原疾患についての知識も SDM を行う際には必要である．原疾患特異的に腎代替療法の選択も影響を受ける場合があり，各腎代替療法のガイドラインなどを参考に疾患ごとの治療法のメリット，デメリットを考える必要がある[22-24]．

1）糖尿病

腹膜透析による血糖上昇の懸念があり，血糖降下薬やインスリンの増量を要する場合もある．血液透析では透析日と透析をしない日とで血糖パターンが異なることがあり，血糖降下薬やインスリンの調節を要する場合がある．腎移植においては，ステロイドの使用による耐糖能異常の悪化がある可能性があるほか，血糖コントロール不良による移植腎の糖尿病障害に注意を要する．

2）慢性腎炎症候群

慢性腎炎症候群からの腎代替療法選択は減っている．血液透析，腹膜透析に関しては，疾患特異的にあまり支障をきたすことは多くない．腎移植においては，IgA 腎症などの鼻咽頭・口腔内感染が影響し，移植後に移植腎に慢性腎炎が発生することがあり，耳鼻咽喉科や歯科口腔外科での治療を術前に推奨する．

3) ネフローゼ症候群

　低アルブミン血症により強い浮腫がみられるが，透析導入後の残腎機能の低下により改善してくる場合もある．巣状糸球体硬化症では，腎移植により再度ネフローゼ症候群を呈する例もあり注意を要する．

4) 血管炎症候群

　しばしば慢性腎不全を呈するが，腎機能低下以外の肺症状などに関しては腎代替療法だけでは改善せず，免疫抑制療法や血漿交換が必要になる．腎移植では移植腎に再発する場合もある．

5) 免疫疾患・膠原病

　免疫疾患・膠原病からの慢性腎不全においては，いずれの治療法も適応となりうる．腎移植では移植腎に再発する場合がある．

6) 腎硬化症

　多くの場合，高血圧が関与しており，血圧管理が必要である．残腎機能保持だけでなく，移植腎に対しても腎硬化症を再度引き起こさないためにコントロールが求められる．

7) 遺伝性腎疾患

　代表的な多発性囊胞腎では肝腎囊胞による腹腔内容積の減少の懸念があり，血液透析を選択する患者は多いが，腹膜透析を行う患者も少なくない．腎移植も可能であるが，出血や発熱などを繰り返す例には囊胞腎を摘出する例もある．

　Alport症候群やFabry病でも血液透析や腹膜透析を行うことに支障はない．腎移植も可能であるが，ドナーが家族の場合は原疾患をもたないことを確認する必要がある．

❸ 費用，補助制度について

　透析・腎移植医療には多大な費用を必要とするが，わが国において慢性腎不全患者にはさまざまな補助制度がある．これらの補助制度は患者もしくは家族が申請しないと十分に受けられない場合がある．補助制度をはっきり説明し，患者にとって適切な制度を申請してもらうことが重要である[1]．

A・身体障害者手帳

　腎代替療法を考える患者にとって重要なものである．発行基準は都道府県で多少異なるが，概ね血清Cr値5 mg/dL以上（eGFR＜10 mL/分/1.73 m²）で3級，8 mg/dL以上（eGFR＜8 mL/分/1.73 m²）で1級が多い．3級以上を取得すると心身障害者医療費助成により補助が受けられ，疾患にかかわらず，ほとんどの医療費がカバーされる（ただし本人や保護者，配偶者，生計を維持する扶養義務者などの所得制限の限度額がある）．さらに所得税減免や公共交通機関の割引などが受けられる．

医療費は他の補助制度を使用した残りの自己負担相当額を，申請により3か月後に助成される．身体障害者手帳は申請から発行まで1〜2か月ほどかかることが多く，発行以降が補助の対象になる．血液透析，腹膜透析，腎移植ともに受けることができる．

B・自立支援医療

更生医療（身体障害者手帳をもつ18歳以上）と育成医療（18歳未満）に分けられる．いずれも指定した医療機関でのみ受けられる．自己負担上限額は世帯の所得に応じて5千円，1万円，2万円になる．血液透析，腹膜透析，腎移植ともに受けることができる．

C・特定疾病療養受療証

人工透析を必要とする慢性腎不全患者が対象となり，1医療機関あたり自己負担限度額が1万円（標準報酬月額が53万円以上の70歳未満の方や，この方に扶養されている70歳未満の方は2万円）までになる制度である．血液透析および腹膜透析では受けられるが，腎移植では受けることができない．

D・介護保険制度

65歳以上（特定の疾患では45歳以上）の患者で取得することができ，介護度に応じて限度額が設定でき利用できる．1割の自己負担が生じる．ヘルパーやデイサービス，ショートステイ，訪問看護，訪問入浴などのサービスのほか，療養ベッド貸出，手すりの設置など幅広く利用できる．しかし訪問看護などは医療保険でも利用できるが，介護保険との併用はできず，介護保険が優先される．訪問看護のみの利用の場合は，医療保険を利用するより訪問回数が有利な場合があり，自己負担が少ない可能性もあるので，介護保険を取得する際には注意を要する．

E・生活保護

生活保護を必要とする慢性腎不全患者においても，透析施設や病院までの通院方法を検討する必要がある．通院費用の補助や通院方法も福祉事務所と事前に打ち合わせておくことが望ましい．近いうちに施設入所を希望する患者では，受け入れられる施設をシミュレーションし，通院方法などを検討しておくことが有用である．

④ 高齢者・終末期管理

高齢腎不全患者では自立できていない場合が多く，通院方法や介助者の有無，施設入居予定の有無など生活背景まで詳細に検討する必要がある場合が多い．また終末期までの管理を考える必要も出てくることが多い．家族やソーシャルワーカーも含め，多職種でSDMを行う必要がある．

A・住居について

高齢者の腎代替療法を考える際には住居も含め検討する必要がある．特に近くに透析施設

がない遠隔地では，時に引っ越しも検討する必要が出てくる．また，腎代替療法を機に介護サービスの受けられる施設への入居を検討する場合がある．さらに独居の場合には介護者を得ることが難しく，施設入居による介護を検討する必要がある．

　施設としては老健施設，サービス付き高齢者住宅などさまざまな形態があり，それぞれの腎代替療法にとって有利なものを選択する必要がある．血液透析を選択した場合には病院までの通院補助の有無を検討する必要があり，腹膜透析を選択した場合には腹膜透析の介助が可能な看護師の有無などが課題になる．さらに，終末期まで管理しうる在宅医の連携があるかも重要なポイントである．

B・介護者について

　生活の介助を含めた介護者が誰かを決めておく必要がある．同居なのか近隣からやってくるのか，介護できる時間帯および頻度などを詳細にシミュレーションしておく．近年は老老介護であることも多く，介護者が病気などにより介護困難になるケースもあり，その場合にどこで誰が介護するのかも決めておく．複数の介護者がいない場合には，臨時で入所・入院できる施設も検討しておく．また，介護者の疲労を避けるために定期的にショートステイを利用するなどもシミュレーションしておくとよい．

C・訪問看護・介護について

　高齢者は多くの病気を抱えていることがあるが，その病態の変化に気づきにくいことがある．体重の増減やバイタルの変化についても自身では気づきにくく，定期的な訪問看護により異常に気がつき，早期に病院への通知が可能になる．特に在宅医療である腹膜透析を行う際には，血液透析と異なり病院での診療が月1回程度となるため，医療者の目が届きにくい．訪問看護を定期的に利用することにより，体重の変動や除水量，出口部，栄養状態などが病院に報告されることになり，重篤な合併症を呈する前に受診を促すことができる．

　独居で在宅を希望する高齢者には，ヘルパーの活用による食事や清掃なども重要であり，腹膜透析の透析液の管理（透析バッグの取り出しなど．配送および設置は配送業者が行うことが多い）や廃棄などの補助を行うことができる．バッグ交換やAPDのプライミングなどの補助は訪問看護を利用することもできるが，多くの場合は訪問看護の回数が限られることから，完全に補助することは困難である．

　ベッド上の生活になり移動が困難になった患者では，入浴や食事，排泄など介護者の負担が大きくなる場合がある．この場合にもヘルパーによる食事・排泄介助のほか，訪問入浴，訪問リハビリテーションなどを活用することにより，介護者の負担が軽くすることが可能である．

　一方，訪問看護・介護を利用することにより，高齢者の腎不全医療をサポートすることができるが，介護費用の負担が困難な場合もある．また，家に他人が入るのを嫌う患者や家族もいるため，プライバシーも含めた配慮が必要である．

D・終末期管理について

　施設血液透析では，終末期は透析を見合わせるか入院管理が必要である．腹膜透析の場合

は，在宅医と訪問看護により終末期まで家で過ごすこともできる．最終診察後24時間を超えていても，死後診察をして生前に診療していた傷病が死因と判定できれば死亡診断書を発行することができるため，ご家族だけでお看取りし，息を引き取ってから在宅医が死亡診断をすることも可能である．

 のフレーズ

- ・本日は腎臓代替療法のある生活を一緒に考えてみましょう．
- ・今一番楽しいこと・心地よいことは何ですか．
- ・今後どのようなことをしてみたいですか．
- ・どこで・誰と過ごされたいですか．
- ・今，不安に思われていることは何ですか．

 第6章②のポイント

- 患者や家族と共同意思決定(SDM)するために十分な知識となるよう，説明する．
- 一度で理解するのは難しく，日を変えて何回も繰り返し行う．
- 多職種の立場から治療法を説明し，SDMを行う．
- 原疾患の病態を説明し，ライフスタイルに応じた腎代替療法を説明する．
- 高齢者においては介護者，介護場所，終末期の医療についても検討を要する場合がある．
- 腎代替療法のある生活を複数シミュレーションし，そのなかから患者・介護者に合った治療法を選択する．
- 医療費助成制度も説明し，適合する制度を選択する．

●引用文献
1) 日本腎臓学会，他：腎不全　治療選択とその実際 2019年版．2019．https://cdn.jsn.or.jp/jsn_new/iryou/kaiin/free/primers/pdf/2019allpage.pdf(2020年7月)
2) Elsayed ME, et al：Propensity score matched mortality comparisons of peritoneal and in-centre haemodialysis：systematic review and meta-analysis. Nephrol Dial Transplant. 2020(ahead of print)
3) Niwa T：Update of uremic toxin research by mass spectrometry. Mass Spectrom Rev 30：510-521, 2011
4) Haroon S, et al：Choosing a dialyzer：What clinicians need to know. Hemodial Int 22：S65-S74, 2018
5) Lameire N, et al：Uremic toxins and peritoneal dialysis. Kidney Int 59：S292-S297, 2001
6) Nolph KD：What we have learned about uremia from peritoneal dialysis. ASAIO J 38：745-750, 1992
7) Bossola M, et al：Thirst in patients on chronic hemodialysis：What do we know so far? Int Urol Nephrol 52：697-711, 2020
8) Pun PH, et al：Dialysate Potassium, Dialysate Magnesium, and Hemodialysis Risk. J Am Soc Nephrol 28：3441-3451, 2017

9）Nangaku M, et al：Role of uremic toxins in erythropoiesis-stimulating agent resistance in chronic kidney disease and dialysis patients. J Ren Nutr 25：160-163, 2015

10）Waziri B, et al：Chronic Kidney Disease-Mineral and Bone Disorder（CKD-MBD）：Current Perspectives. Int J Nephrol Renovasc Dis 24：263-276, 2019

11）Hara H, et al：Protein Energy Wasting and Sarcopenia in Dialysis Patients. Contrib Nephrol 196：243-249, 2018

12）Fernández-Ruiz M, et al：Predictive tools to determine risk of infection in kidney transplant recipients. Expert Rev Anti Infect Ther 18：423-441, 2020

13）O'Lone E, et al：Identifying critically important cardiovascular outcomes for trials in hemodialysis：an international survey with patients, caregivers and health professionals. Nephrol Dial Transplant. 2020（ahead of print）

14）Tan J, et al：Warfarin use and stroke, bleeding and mortality risk in patients with end stage renal disease and atrial fibrillation：a systematic review and meta-analysis. BMC Nephrol 17：157, 2016

15）Sarafidis P, et al：Benefits and risks of frequent or longer haemodialysis：weighing the evidence. Nephrol Dial Transplant. 2020（ahead of print）

16）Courivaud C, et al：Can we treat fluid overload with fluid? Role of peritoneal dialysis in management of heart failure. Eur J Heart Fail 14：461-463, 2012

17）Oloko A, et al：Does iodinated contrast affect residual renal function in dialysis patients? A systematic review and meta-analysis. Nephron 144：176-184, 2020

18）Wang HH, et al：Risk of stroke in long-term dialysis patients compared with the general population. Am J Kidney Dis 63：604-611, 2014

19）King RW, et al：Outcomes for peripheral vascular intervention and lower extremity bypass in kidney transplant recipients are superior to outcomes of patients remaining on dialysis. J Vasc Surg 69：1849-1862, 2019

20）Malyszko J, et al：How to assess kidney function in oncology patients. Kidney Int 97：894-903, 2020

21）Swarna SS, et al：Pruritus associated with chronic kidney disease：A comprehensive literature review. Cureus 11：e5256, 2019

22）一般社団法人日本透析医学会：維持血液透析ガイドライン：血液透析導入．透析会誌 46：1107-1155, 2013

23）日本透析医学会学術委員会腹膜透析ガイドライン改訂ワーキンググループ（編）：腹膜透析ガイドライン 2019．医学図書出版，2019

24）日本臨床腎移植学会ガイドライン作成委員会：腎移植後内科・小児科系合併症の診療ガイドライン 2011．日本医学館，2011

（森　建文）

患者の価値観，意向，不安を引き出すには

1 外来での会話

> セカンドライフを楽しんでいるが，透析に対する不安を抱える高齢腎不全患者

症例 1

患者　Aさん，80歳代，男性，70歳代の妻とともに受診

診断名　腎硬化症．外来受診直近の eGFR 18 mL/分/1.73 m^2（CKDステージ G4）

自覚症状　軽度の全身倦怠感と下腿浮腫

既往歴　高血圧症，前立腺肥大症，腹部大動脈瘤（最大径 3.5 cm のため経過観察中）

経過　20年前より高血圧症を指摘され，近医で降圧薬を処方されていた．しかし，徐々に血清クレアチニン値が上昇してきたため当科に紹介された．一時は集学的治療により腎機能は安定したが，通院開始2年後から徐々に悪化したため，透析に関する情報提供のため外来主治医より透析療法選択外来へ紹介となった．

社会歴　妻と2人暮らし，妻は以前脳梗塞を患ったが，患者と同様に日常生活に支障はなく，近隣に50歳代の息子夫婦が住んでいる．一軒家に住まれ，室内ペットの飼育はなく，近隣には血液透析のクリニックがある．以前は貸店舗で自営業（定食屋）を営んでいたが，現在はリタイヤし，息子に店を譲っている．週3回スポーツセンターに通っており，運動した後の大浴場に入るのが何よりの楽しみであると笑顔で話されていた．自宅では家庭菜園や囲碁などを嗜んでおり，たまに夫婦で行く国内旅行も生きがいの1つだと話していた．また，近所に住んでいる友人に血液透析患者がいたため多少の知識はあるようであったが，その友人も心臓が悪く入退院を繰り返しているため，透析について不安が強いように見受けられた．

シナリオ

―十分なアイスブレーキングが行われていると判断し，以下のような会話が行われた．

医師　リタイヤしてからも色々と忙しそうですね！　できるだけ透析を始めてからも運動は欠かさないでください．さて，Aさんが透析を始めた場合，何が一番心配ですか？

患者A　そうだね．血液透析は色々な趣味の時間を削るか，やめなければならないし，腹膜透析は大浴場に入るのが難しいよね……．

71

看護師　大浴場ではなく，シャワーでは物足りないですか？

患者A　やっぱり大浴場だね！　家の浴槽は小さくて駄目だね．小さい頃から銭湯に通っていたからね．お風呂は広いに限る．

医師　お風呂を改装するのは難しいですよね？

妻　あなた，そういえば○さんのお家は最近お風呂を改装したらしいわよ．

患者A　そうか！　お風呂を改装して広くすれば，腹膜透析でも大丈夫そうだな．そうすれば趣味の時間も減らすこともないし……．

看護師　腹膜透析を始めるにあたっての心配はありませんか？

患者A　自分で治療をすることには抵抗はないよ．自分の体だしね．ただ，友人が血液透析をしていて，何度も心臓のせいで入院している．妻に迷惑をかけたくないから，なるべく入院はしたくない．腹膜透析ではどうしたら入院せずに済むの？

医師　透析を行っている患者さんは心臓が悪くて入院されることが多いのですが，医師や看護師の指示通りに塩分や水分摂取を守っていれば大丈夫ですよ．Aさんはおなかの動脈に"こぶ"があるため血圧管理が何よりも大事です．これまでも高血圧の治療をしていたので十分おわかりだとは思いますが，透析を始めてからも塩分は控えましょうね．

看護師　腹膜透析ではおなかの管からバイ菌が入っておなかが痛くなり，入院が必要となる場合があります．日頃の管の管理が大事なので一緒に勉強していきましょう！

患者A　わかりました．よろしくお願いいたします．

解　説

　この患者の場合には2年以上の通院歴があり，外来医より腎不全の状態について説明を受け，理解が十分であったため疾病受容ができていた．しかし透析による日常生活の変化，制限および頻回の入院に対する強い不安を抱いていた．また血液透析しか知らなかったため，自宅で生活様式を変えずにできる腹膜透析の存在を知ることで安心された．前半では患者が何を心配しているのかを尋ね，それについて一緒に解決法を探し，対処することができた．後半では不安であった頻回の入院についても透析開始後の生活上の注意点を示し，回避できることを平易な言葉を用いて説明した．同席した妻もできるだけ夫を支援したいと話され，今後透析が必要になった場合には腹膜透析を選択したいと決断をされた．

母親の介護と仕事の両立に苦悩する腎不全患者

症例2

患者　Bさん，50歳代，男性，40歳代の妻とともに受診

診断名　IgA腎症．外来受診直近のeGFR　14 mL/分/1.73 m²（CKDステージG5）

自覚症状　軽度の下腿浮腫

既往歴　扁桃腺炎

経過　健康診断で血尿, 蛋白尿を認めていたが放置されていた. 20年前に感冒を契機に肉眼的血尿を認めたため, 当院を受診し腎生検を行い, IgA腎症と診断された. 口蓋扁桃摘出術とステロイドパルス療法を行い, 外来で経過をみていたが徐々に血清クレアチニン値が上昇してきたため, 透析に関する情報提供のため外来主治医より透析療法選択外来に紹介となった.

社会歴　中等度の認知症のある実母と妻との3人暮らし, 子どもはなく, 父親は幼少期に他界されている. 妻は週4回会社事務として朝から夕方まで勤務しており, 日中は不在である. 母親は週1回デイサービスを使用しているが, たびたび徘徊してしまうことがあるため長時間1人にしておくことはできず, 患者が働きながら様子をみている. 兄弟は既婚の弟がいるものの遠方であり, 義理の両親と子ども2人と同居している. 自宅兼店舗でコンビニエンスストアを経営しており, 室内ペットの飼育はない. 数名のアルバイトを雇いながら仕事を行っている. 運動はしないが, スポーツ鑑賞(特にプロ野球)と晩酌が何よりの楽しみである. たまに妻と母親で行くカラオケも楽しみの1つだと話していた. また, インターネットで血液透析と腹膜透析についてはある程度調べており, 基礎的な知識はもたれていた.

シナリオ

—十分なアイスブレーキングが行われていると判断し, 以下のような会話が行われた.

医師　透析については色々とお調べになっているので, 治療のイメージはなんとなくついていると思いますが, 透析を始めてからもあなたが生活のなかで最も大事にしたいこと, あるいは続けたいことは何ですか?

患者B　続けたいというよりも, 続けなければならないのは母の面倒ですかね. 妻も働いているし…….

医師　お母様のデイサービスの通所回数を増やすことはできそうですか?

患者B　今日もデイサービスに行っているのですが, あまり楽しくないみたいです. 元々, 人見知りするほうで. 家でテレビを見ているほうが楽しそうですね. 私の都合で嫌いなデイサービスを増やすことはできませんよ. 母は父を早くに亡くして, 女手一つで私たち兄弟を育ててくれました. そんな母に無理強いはさせられません.

医師　そうですか……事情も知らず失礼なことを言ってすみません. お母様もさぞかし大変だったのでしょうね.

患者B　そうだったと思います. あまり家でゴロゴロさせるのも健康に悪いので, 私の仕事が空いた時間などに一緒に散歩や買い物に出ています.

看護師　Bさんは2つの透析を考えた場合, どちらが自分に向いていると思いますか?

患者B　腹膜透析はおなかから管が出ていると, 常に自分は障害者なのだと思ってしまう気がします……自宅でできますし, それ以外にも色々とよい面があることはわかっていますが, ちょっと自分には合わないと思っています. だからといって血液透析を選んでも週3回治療に通わなければならないのですよね. 母を1人にはしておけませんし, 仕事も現場に立てなくなるのは困ります. 移植について勧められたことがありましたが, 家族から腎臓をもらうのは嫌なので全く考えていません.

医師　そうですか. 最近日本でも少しずつ増えている在宅血液透析という治療はいかがで

しょうか？　自分で血管に針を刺すトレーニングが必要ですが，治療中にサポートする方がいること，合併症がなく体調が安定していることなどの一定の条件を満たせば可能です．透析を行う時間も融通が利きますし，何より自宅でできるという利点があります．

患者B　そんな治療があるとは知りませんでした．

医師　ただし，透析に通院しながら針を刺すトレーニングする場合でも1〜3か月，入院してトレーニングする場合でも2〜3週間程度の期間が必要となります．この間どなたかにお母さんを見てもらう必要があります．また，電気・水道代は自己負担になります．

妻　私の仕事を調節すれば何とかなると思いますし，お金のことは大丈夫です．

医師　そうですか．それでは在宅血液透析を視野に入れながら準備していきましょう．また，Bさんはお若いので家族からの腎臓の提供ではなく，お亡くなりになった方から腎臓をもらう献腎移植には登録されたほうがよろしいかと思います．できればその手続きも同時に進めていきましょう．

患者B　ありがとうございます．どうぞよろしくお願いいたします．

解　説

　この患者の場合も長期にわたる通院歴があり，外来医より腎不全の状態について説明を受け，理解が十分であったため疾病受容ができていた．しかし，透析を行うことで母親の面倒を誰にみてもらえばよいのかといった漠然とした不安があった．在宅血液透析を知ることで，自宅での生活様式を変えずに済むこと，そして妻がそれを支えてくれると言ったことで安心された．この患者においては次のステップも視野に入れて，献腎移植の提示も行うことでさらに前向きになられたと感じた．

> 腎不全の理解が乏しく，医療に対する不信感をもつ腎不全患者

症例3

患者　Cさん，60歳代，女性，介護職員に付き添われて受診

診断名　糖尿病性腎症．外来受診直近の eGFR 22 mL/分/1.73 m^2（CKD ステージG4）

自覚症状　高度の両下腿浮腫

既往歴　15年前に糖尿病性網膜症を指摘され，数回のレーザー治療歴あり，現在は高度の視力障害（ほぼ全盲），5年前に狭心症に対し冠動脈バイパス手術を施行されている．

経過　30年前に会社の健康診断で糖尿病を指摘されていたが放置されていた．結婚を機に退職したが，夫の浮気が発覚し，その後離婚している．子どもはなく，両親は90歳代の父が療養施設に入所しており，母はすでに他界している．外来で経過をみていたが徐々に血清クレアチニン値が上昇してきたため，透析に関する情報提供のため外来主治医より透析療法選択外来に紹介となった．

社会歴　親戚は近隣には住んでおらず，疎遠であり，兄弟もいない．現在，集合住宅の1

階に1人で住んでおり，身の回りの世話は近隣に住む友人（60歳代の女性）と介護職員が支援している．インスリンの自己注射も実施できていなかったため，訪問看護の介入を一時行ったが，第三者の介入に強い拒否があったため中止となっている．腎不全の基礎的な知識もなく，自分の腎機能について全く理解されていない様子であり，医療者に対してはやや敵意をもっているような態度が認められた．

シナリオ

―十分なアイスブレーキングが行われていないと判断し，以下のような会話が行われた．

医師　今日はこの外来に来ていただいてありがとうございます．この外来は透析について詳しく説明する外来ですが，それだけではなく日頃患者さんがわれわれに伝えられない思いを話してもらう外来でもあります．今困っていることはありますか？

患者C　特にないわよ！　なんで私が透析をしなければいけないの？　こんな元気なのに．

看護師　食事もおいしくいただけていますか？

患者C　出されたものは全部食べているわよ．だから，このとおり健康なのよ．

医師　そうですか……でも足はかなりむくんでいらっしゃいますね．

患者C　昔からそうよ．医者にみせたって食べ過ぎだって言われるだけだし……最近は足もみてくれないし……．

看護師　でも，足のむくみは気になるのですよね？

患者C　それはそうよ．足が重くて動くとちょっと胸が苦しくなるし……．

医師　最近心臓の検査とかはされていますか？　手術もされていますよね．

患者C　そうね．最近は診てもらっていないかもね．

医師　それでは次の外来では循環器内科の先生にも相談しましょう．折角大変な手術を乗り越えてきたのですから，しっかり診てもらいましょう．ちなみに食事はご友人が主に作られていると聞きましたが，Cさんの腎臓が悪いことを知っていますか？

患者C　糖尿病だってことは知っているけど，腎臓が悪いってことは知らないかも．

医師　そうですか．今度の外来ではご友人の方にも来てもらえますか？　ちょっとした食事の工夫で足のむくみもよくなると思いますよ．

患者C　わかりました．今度一緒に来てもらいます！

解　説

　この患者の場合には，腎不全の理解が乏しく，疾病受容はできていなかった．そこで，あえて透析には触れず，患者の思いを傾聴することとした．この会話のなかでキーワードとして取り挙げたいのは，「医者は診てくれない」という諦め，「食事を作ってくれる友人」がいることである．次のステップとしては「医者は診てくれる」と思ってもらうこと，心を開いている友人に今後の話し合いに加わってもらうことを目標とした．

2 透析療法選択外来の運用

　米国の医療研究品質庁（Agency for Healthcare Research and Quality；AHRQ）が提案している The SHARE Approach（SHARE アプローチ）の第3ステップは「Assess your patient's values and preferences」，つまり患者の価値観や意向を評価する段階である[1]．この段階では単に生きがいや趣味などを聞くだけではなく，患者の受診時の気持ちや不安をうまく聞き出すことが重要である．

　ここで，われわれが実施している透析療法選択外来の運用について簡単に紹介する（なお腎移植については別途外来を設けているため，腎移植に関する詳細な説明はしないが，最低限度の情報は伝えられるようにしており，希望者には腎移植外来を紹介する）．

①透析療法選択外来に患者を紹介する担当医は家族と一緒に受診するように患者に伝える．ただし，身寄りがない場合や家族が来られない場合は患者1人で受診する．
②透析療法選択外来では医師と看護師が同席し，簡単に自己紹介を行い，透析療法選択外来の目的（透析に関する医学的な情報や最善のエビデンスと，患者の生活背景や価値観など，医療者と患者が双方の情報を共有しながら一緒に治療について考えること）を説明する．
③続いて，アイスブレーキングにより話しやすい雰囲気を作る．多くの患者は透析についての不安を抱えており，さらに初めて会う医師や看護師と話をしなければならないため警戒あるいは緊張して臨まれている．
④医師から患者へ直近の腎機能についてどれくらい理解しているかを確認する（例：ご自身の腎臓の機能はどのくらい残されているか担当医からうかがっていますか？）．このときにはできるだけ視覚的に理解してもらうため，過去の eGFR の推移を示したグラフを作成するとわかりやすい（図6-4）．
⑤続いて，看護師から透析が必要となる腎機能について説明した後，血液透析と腹膜透析の原理，それぞれの利点や欠点について説明する．その際には，当院独自の資料と関連学会推奨のパンフレット「腎不全　治療選択とその実際」[2]を用いて，なるべく専門用語を使わないように配慮しながら説明する．

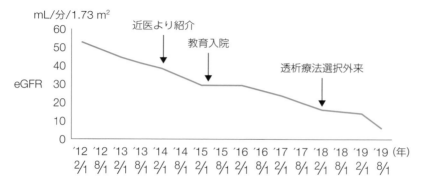

図6-4　**過去の eGFR の推移**

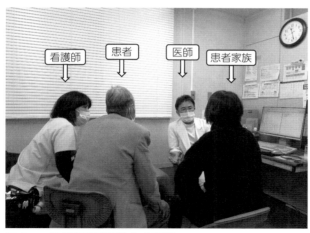

図 6-5　透析療法選択外来の実際

⑥一通り説明した後に患者と家族に対してこれまでの話の内容に対する質問がないかを確認する（例：透析を始める生活で不安に思っていることはありませんか？）．

⑦医師からそれぞれの治療における合併症，医学的適応や禁忌，患者背景を考慮した場合のそれぞれの治療の利点と欠点を説明する．その後，患者に対し透析について率直にどのように感じたかを尋ねる（例：話を聞いてみて血液透析と腹膜透析のイメージはつきましたか？）．

⑧「現時点」での治療方法の希望を確認し，その意思決定が変わることがあっても何ら問題ないことを伝える．

⑨その後，診療録に外来担当医への申し送り事項を記載して外来を終了する．

　上記の過程で特に重要視しているのがアイスブレーキングにより緊張がほぐせたかどうかということ（③），そして患者あるいは家族の腎機能への理解度を確認すること（④）である．当院における透析療法選択外来の特徴は医師と看護師が同席し，患者だけでなく家族にも可能な限り同席してもらうようにしていることにある．これまでの経験上，どちらかの人数があまりにも多いと話がなかなか進まないという問題があり，医師，看護師，患者，患者家族の 4 名くらいで「膝を交えて」話し合うのがちょうどよいと感じている（図 6-5）．

　医師と看護師が別々で行うと，些細な部分での齟齬が生じる場合がある．医師は看護師のように社会背景をうまく聞き出すことができず，逆に看護師は医学的適応あるいは禁忌などについて理解していないこともある．筆者は，看護師と同席することで患者への接し方や傾聴の仕方を日々学んでいる．

　本項では，われわれが透析療法選択外来において実践している「患者の価値観，意向，不安を引き出すための工夫」についても概説する．

❸　患者の疾病受容のプロセス

　透析療法選択外来を受診される患者は，疾病受容ができていないことが多い．詫摩は慢性

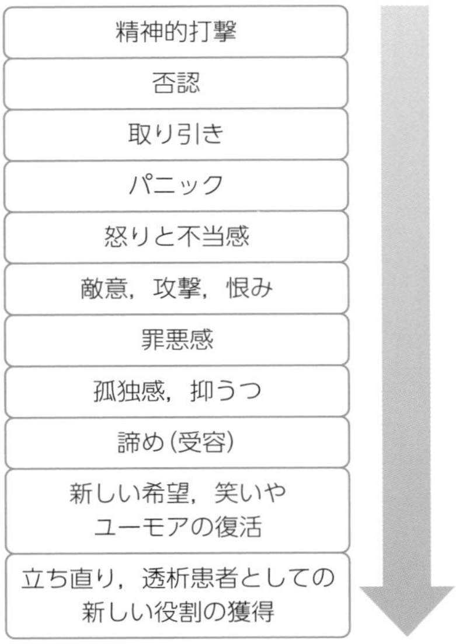

精神的打撃
否認
取り引き
パニック
怒りと不当感
敵意，攻撃，恨み
罪悪感
孤独感，抑うつ
諦め（受容）
新しい希望，笑いや ユーモアの復活
立ち直り，透析患者としての 新しい役割の獲得

図 6-6　透析患者の悲嘆のプロセス 「対象喪失と喪の仕事」
(春木繁一：透析患者のこころを受けとめる・支えるサイコネフロロジーの臨床．メディカ出版，2010 より)

腎炎により透析に至った 186 名を調査したところ，透析導入時に疾病受容ができていない患者は 66.7% にも及んでいたことを報告している[3]．このような患者の悲嘆のプロセスについて，春木は 11 段階に分けて説明している（図 6-6）[4]．また，近年では竹本らが透析患者の心理状態を「混乱」の状況にあると表現している[5]．この混乱とは，腎不全患者が透析を直視することができず，受け入れられない段階であることを示す．混乱は「戸惑いと絶望」と「拒否と抵抗」の 2 つのカテゴリーから構成される．

A・戸惑いと絶望

「戸惑いと絶望」は現状の直視困難（なんで私が透析をしなければいけないのか），透析に対する絶望感（もうこれで人生が終わった），透析への不信（透析を始めたら長生きできない），障害への偏見（身体障害者のレッテルを貼られたくない）があり，治療選択をできる心理的段階ではない．また，透析を始める患者は単に健康を失い，生命を脅かされているだけでなく，身体的自由，性的能力，職業，経済力，その他の現実的な種々の能力や理想，空想，夢や希望などの自由をも失っていることで抑うつ状態にあると報告されている[6]．このような心理的段階の患者に対して，血液透析あるいは腹膜透析の利点や欠点をいくら丁寧に話しても理解してもらうのは難しい．その場合には，透析を始める基準（検査値「血清クレアチニン値や推算糸球体濾過量」だけで決めているわけではないこと）を示し，日本における透析の現状や透析患者の予後などを話しながら，患者の誤った認識を改め，患者の気持ちに寄り添っていく気持ちや姿勢を示すのがよい．

障害への偏見は，就労など社会的役割の消失が影響している可能性があるため，透析を始めても仕事をしている患者もいることを伝えると安心する場合もある．それゆえ，SHARE アプローチの第 1 ステップや第 2 ステップにおいて十分なアイスブレーキングが行われ，患者が自分の思いを伝えることができる心理的段階に進んでいるかどうかを客観的に判断する

表6-4　透析患者(腎不全患者)に見られやすい内因性うつ病の臨床像

- ・頑固な不眠(睡眠障害)
- ・食欲不振(これは腎不全患者によっては不利益)
- ・表情の乏しさ，険しさ，大きなため息
- ・意欲減退，諦め
  「もういいです」「お世話になりました」「ありがとうございました」
- ・強い自責感，罪業感(妄想)，貧困妄想
- ・不安，焦燥
- ・自殺念慮，自殺企図

(春木繁一．透析患者のこころを受けとめる・支えるサイコネフロロジーの臨床．
p119，表5，2010より一部改変)

ことも極めて重要である．また，筆者は内因性うつ病のサインを見逃さないことも重要であると考えている．春木はいくつかの腎不全患者の内因性うつ病の臨床像(表6-4)を挙げており，これらの症状がある場合には専門医(精神科医)に相談したほうがよいと述べている[4]．

さらに鑑別が難しいのが「尿毒症性うつ」である[7]．透析導入が間近に迫った患者では著しい高尿素窒素血症を合併し，尿毒症臭を認める場合もある．このような状態では正しい判断能力が失われていることもあり，透析の情報提供よりも先に早急な治療介入が必要である．

B・拒否と抵抗

「拒否と抵抗」は透析の拒絶・回避(絶対に透析をしない)，対処方法の乱用(誤った情報で健康食品を使用する)という心理的段階であり，このような患者に対しては透析をしたくない理由を聞きながら，正しい保存的治療法を提示し，患者の身になり，患者の思いを黙って傾聴するように心がけている．この場において重要な点としては，患者の気持ちに共感すると同時に，患者から少し心理的に離れた立場で患者を客観的で冷静かつ中立的に見る態度や目をもつことが大切である．これは精神医学的に「二重の見当識」と呼ばれる[8]．このような「拒否と抵抗」の心理的段階においても腎代替療法の情報提供は難しいと思われる．

このような「混乱」の状態にある患者においても透析療法選択外来を受診した時点で，なんらかの情報提供を希望していると考えられるため，通り一遍の情報提供は行わず，患者とのラポール形成(信頼関係の構築)を優先し，透析について触れることなく患者や家族の不安を傾聴し次回の外来につなげることも1つの選択肢である．時には外来で泣き出してしまう患者にも遭遇することがあるが，「そのような気持ちをもっていらっしゃったのですね」「辛いのですね(辛かったでしょうね)」といいながら，そっと肩に手を触れるだけでも患者は深い安堵を覚える．繰り返しになるが，患者の心理的段階に配慮がないまま透析の「宣告」が行われることが多く，淡々と透析に関する情報提供をしても患者および医療者にとっても得られるものは何もない．

「混乱」の状態にある患者も医師のアドバイス，家族の励まし，ピア・サポート，時間の経過などにより，徐々に「変化」の心理的段階へと移行する．これはキューブラー・ロスによる6段階モデル(死にゆく患者の心理過程)における「受容」の段階と同様であると考えられる[9]．透析患者は「死にゆく患者」ではないが，がん告知後の患者と同様の心理プロセスをたどると考えてもよいと思われる．この心理的段階では，血液透析あるいは腹膜透析の利点や欠点に

耳を傾ける準備ができている．このときには患者にとって最も重要なことを上手に聞き出すように自由回答形式での質問を行うのがよいだろう．

　では，どのように質問すればよいのだろうか？

　　「あなたの生きがいは何ですか？」
　　「あなたの生きがいを教えてください．」
　　「あなたの価値観は何ですか？」
　　「人生において何に価値を見出していますか？」
　　「あなたは何のために生きているのですか？」

　上記のように初対面の医療者に言われ，すぐ回答できる患者はほとんどいないだろう．なぜならば，患者は透析療法選択外来において，そのような質問をされることを想定していないからである．そもそも患者が，自分にとって大切なことといった価値観自体に気づいていないことも多い[10]．また，高齢者では1人ひとりに今日までの長い「人生の歴史」があり，若い医療者を前に自分の人生について語ることを快く思わない患者もよく経験する．このような患者に対しては，人生の先輩としての経験に対し，謙虚に耳を傾けることで心を開いてくれることがある．患者の「人生の歴史」の一部が聞き出せたのであれば，心を開きつつある証拠と考えてよいだろう．医療者はこのような患者あるいは家族との会話のなかで生活環境，家族背景，娯楽や趣味などを聞き出し，以下のように質問するのがよいと考える．

　　「あなたが生活のなかで最も大事にしたい（している）ことは何ですか？」
　　「あなたが今一番楽しいと思えることは何ですか？」
　　「あなたが透析を行うにあたってどうしても譲れないことはありますか？」
　　「あなたが透析を始めた場合，何が一番心配ですか？」

　患者によっては金銭面の不安，仕事への影響，痛みへの不安などを訴えるだろう．また，家族や孫と過ごす時間，趣味を生きがいと考える患者もいる．まずは，患者の価値観や意向を聞きながら，これらを優先することができる治療を患者と一緒に考えていく．

4　おわりに

　故春木繁一先生の書籍である「透析患者のこころを受けとめる・支えるサイコネフロロジーの臨床」[4]の序論において，「透析患者」の心理状態を記述した文面を「透析が差し迫った末期腎不全患者」に置き換えて本項を終えたい．
　「透析患者（末期腎不全患者）は不安や抑うつなどの問題となる症状を示しつつも，生への積極的な手がかりを欲しているわけです．したがって，いかにすれば1人ひとりの患者が生きていこうという意欲を再びもつことができるのかといった立場で患者を見，患者に接し，患者とかかわっていく態度が，透析医療にあたる人びとに望まれているのでしょう」

のフレーズ

・ご自身の腎臓の機能はどのくらい残されているか担当医からうかがっていますか.
・透析を始める生活で不安に思っていることはありませんか.
・話を聞いてみて血液透析と腹膜透析のイメージはつきましたか.

　第6章③のポイント

・患者の心理状態を評価する.
・患者の気持ちに寄り添っていく気持ちや姿勢を示す.
・患者の身になり，患者の思い（人生の歴史）を黙って傾聴する.
・「二重の見当識」を意識する.
・通り一遍の情報提供は行わず，患者とのラポール形成を優先する.
・患者が価値観や意向を話し出せる雰囲気を作る.

＊謝辞
　この場を借りて，透析療法選択外来を支援して頂いている小板橋賢一郎先生，小島茂樹先生，小波津香織先生，村澤　昌先生および東山　恵看護師，藤嶋千華看護師，畠中眞弓看護師，薬師寺優希看護師に感謝申し上げたい.

●引用文献
1) AHRQ：The SHARE Approach—Essential Steps of Shared Decisionmaking：Quick Reference Guide. https://www.ahrq.gov/health-literacy/curriculum-tools/shareddecisionmaking/tools/tool-1/index.html（2020年7月）
2) 日本腎臓学会, 他：腎不全　治療選択とその実際 2019年版. 2019. https://cdn.jsn.or.jp/jsn_new/iryou/kaiin/free/primers/pdf/2018jinfuzen.pdf（2020年7月）
3) 詫摩健英：保存期腎疾患の精神医学的問題. 腎と透 34：513-518, 1993
4) 春木繁一：透析患者のこころを受けとめる・支えるサイコネフロロジーの臨床. メディカ出版, 2010
5) 竹本与志人, 他：血液透析患者の心理的段階とその変容過程. 岡山県立大学保健福祉学部紀要 22：81-89, 2016
6) Levy NB：Depression in dialysis and transplant patients. Dial Transpl 18：624, 1989
7) 春木繁一：身体疾患とうつ病　腎臓疾患とうつ病　透析と腎移植の場合. 綜合臨牀 59：1243-1247, 2010
8) 笠原　嘉：二重の見当識. 精神医学 16：334-335, 1974
9) エリザベス・キューブラー・ロス（著），川口正吉（訳）：死ぬ瞬間. 読売新聞社, pp278-292, 1972
10) 小松康宏, 他：透析患者の自己決定プロセスと共同意思決定（SDM）透析スタッフが知っておくべきこと. 日本透析医会雑誌 34：434-440, 2019

（櫻田　勉・柴垣有吾）

患者とともに決定を下す

10年間にわたる血液透析を行っていた糖尿病が原疾患の透析患者が，咳嗽，発熱，低酸素血症のため，透析クリニックから地域の基幹病院へ入院した．

症　例

患者　Aさん，83歳，男性，無職

診断名　#1　2型糖尿病　#2　高血圧　#3　末期腎不全（CKDステージG5D）
#4　誤嚥性肺炎

経過　45歳のときに健診で糖尿病を指摘され，自宅近隣のクリニックでインスリン治療を受けてきたが，腎機能は徐々に悪化，10年前に透析導入し，透析クリニックへ通院していた．最近5年間で複数回の誤嚥性肺炎の入院歴がある．今回の入院後は，抗菌薬，輸液で経過をみたが，自身での喀痰排出は困難で，次第に傾眠状態が強くなった．入院後3週間で声掛けに反応しなくなり，食欲はなく，身体的には虚弱していった．事前指示書などACP（アドバンス・ケア・プランニング）の記録はない．

社会歴　税理士事務所を経営．妻は悪性腫瘍で5年前に死去．長男，長女は独立して別居．20歳から喫煙していたが，糖尿病と診断された時点で禁煙．透析は老人保健施設から送迎車で通院中であった．

1 入院当日の外来での会話

　　長男B・長女Cへ入院時のお話を本人のいない外来で行った．腎臓内科の医師Dと外来看護師Eでの家族への面談にて．「何度も誤嚥性肺炎を起こしており今回は意識も酸素化も悪い状態．このまま意識がなくなる，ないし呼吸状態悪化の際は透析もできない状況になるであろう」という透析中止を含む内容の話をしたが，長男Bおよび長女Cはこの状況をまだ認識できていない様子．「施設での面会時は楽しそうに食事していた，食べる意欲はあると思います．毎回の訪問も楽しみにしています」という反応であった．したがってこの入院初期段階で，透析中止を含むその後の状態予測をこれ以上深くは話せなかった．「わかりました，できることをやっていきましょう」として，その場は終了した．

シナリオ

―患者Aさんが車椅子で，長男B，長女Cとともに病棟面談室に入ってくる．酸素は2L鼻カニューラで病棟看護師Fとともに面談開始．患者Aさんは鼻カニューラのほか，NG tube（経鼻胃管）から栄養補給が行われている．特に本日は透析日の午後であり，午前の透析の後ぐったりした様子でうなだれた状態であるが，呼名に答えることは可能．医師 D は保存期腎不全（糖尿病性腎症）時代から長く患者 A を診察しているが，長男長女との座しての話は透析導入期以降，初めてである．

医師 D　A さんですね．医師 D です．今日は，ご長男，ご長女お見えですよ．

患者 A　……（無言）．

医師 D　今回も肺炎で入院されました．抗生剤で治療中ですが，今ひとつ CRP という炎症の数字が下がらず，難しい状態です．わかりますか？

患者 A　……（無言）．

医師 D　今週は元気もないし，栄養は悪いままです．今後をどうするか，みなさんにも来ていただいて，お話しすることになったのですよ．

患者 A　……（無言）．

医師 D　このまま治療がうまくいっても，PEG[注1]という胃瘻のチューブを必要とするでしょう．もう口から食べることは難しいと思います．それよりも，この肺炎が完治しないと次第に呼吸状態が悪くなって，透析すらできなくなります．

長男 B　透析しないとどうなるのでしょうか？

看護師 F　先生，サチュレーションが 90% を切りそうです．

医師 D　（少し慌てて）とは言いながら透析を中断するということは大きな決断で，死を意味します．今の日本では，生命維持療法としての透析を中止する決断は，法的に許容されていません．

長女 C　どうにか長く生きてもらいたいです．お父さんもそうですよね．

患者 A　……（無言）．

医師 D　わかりました．お父様も今日透析で調子が悪いので，また次回経過をお話しましょう．

―患者 A は，看護師 F とともに退室．

....

―患者 A 退出後

医師 D　実は今，お父様のようにがんの末期でなくても，人生の最終段階と予想できる場合，透析をしない決断を家族，医療者とともに考えていく時代になりました[1]．気管切開をして，酸素につながれながら PEG で栄養をとり，継時的に痰をとり，かつ透析を週 3 回行っていくのがどれだけお辛いか，ご家族でもお話をしてきてください．

長男 B　先ほどの質問ですが，透析しないとどのくらいもちますか？

医師 D　透析中止後，平均 7.8 日といわれています[2]．

長女 C　先月の施設面会のときには，お誕生日に，また海に皆で行くことを楽しみにしていました．どうにかなりませんでしょうか？

長男 B　先生，しばらく時間ください．先生方のお考えはわかりました．

注 1)　PEG：percutaneous endoscopic gastrostomy，経皮的内視鏡的胃瘻造設術．

—医師Dは外来診察室のドアをあけ，長男B，長女Cを呼び込む．

医師D　お待たせしました．どうぞおかけください．実は，昨日今日とお父様の状態がよくありません．そのために急に皆様をお呼びいたしました．意識はもうろうとしており，今日の透析は1時間で状態が悪く中止をさせていただきました．

長女C　透析ができなかったということですか？

医師D　その通りです．酸素濃度も下がっており，このままでは人工呼吸器につなげないと命がもちません．

長男B　実は，いろいろ家族でも話し合ってきました．人工呼吸器の装着までは，しなくてもという意見をもっています．つまり肺炎で亡くなることは年齢も考えて仕方ないと考えます．しかし透析を中断することは，父親を積極的に死に追いやることとして責任を感じてしまうのです．

長女C　誤嚥性肺炎は，高齢者として死への緩やかな道かと考えます．父も延命治療はしてほしくないと言っていましたし，人工呼吸器まではいらないと思います．あんな状態ですので．しかし人工透析中止には悩みます．ずっとやってきた日常でしたから．

看護師E　人工透析の中止やがんの終末期について，ご家族で話し合ったことはありますか[3]？

長男B　厚労省のACP[3]ってやつですね．がんの末期ならば，苦痛をとる緩和医療を私自身は希望します．父もそうだと思います．

長女C　私も同感です．でもがんではない今回のような場合，家族としても悩むのです．先生は透析中止のお話をされたいのですよね．

医師D　いやいや決してそういうわけではないですが，物理的に透析が困難になってきたこと[4]は確かです．お父様の状態は透析せずとも，よくない状態であり，がんの末期ではないがそれに近い状態です．

看護師E　お父様とは以前そのようなお話はされたことはありましたか？

長女C　いやありませんが，どうしたらよいか．

看護師E　どんなに意識が落ちても，長女さん長男さんが来られていること，お父様にはわかるのですよ．

医師D　病棟に行って，再度お父様とお会いしましょう．ご本人にも状況をお伝えしたいのです．

—病棟にて

長男B　お父さん．

長女C　お父さん，元気に頑張ってきたけど，あまりよくないみたいなの．透析だけどどう？　辛い？

患者A　……（少し瞼を開ける）．

長男B　透析辛い？　もう嫌だ？

患者A　……（目をつぶる）．

看護師F　血圧が低く酸素も少ないですが，わかっていらっしゃるかもしれません．

—病室を離れ，再び病棟面談室にて

長男B　状況はよくわかりました．父も幸せな一生だったと思います．

長女C　これでは透析もできないと理解します．つまり辛い透析をもうしなくて済むんだと理解したいと思います．

医師D　この決定はみなさんにも，そして私たちにも辛い判断ですが，透析できない状況は事実です．

看護師F　でも，この決断はいつでも撤回できます．つまり透析はいつでも再開できますよ．

医師D　仰々しいのですが，透析中止の同意書があります．いつでも再開できるとも書いてあります．私たちとご家族でこの書面を取り交わす必要があります．

長男B　ありがとうございました．理解しました．その前に１つ質問なのですが，痛み，苦しみは，透析中止後，対策してくれるんでしょうか？　透析できないと，尿が出ないので辛いと思います．どんな症状になるのかも知りたいです．

医師D　症状は人それぞれなので一概には言えませんが，その都度，緩和医療は進めていきます．痛み，苦しみに関しては最善を尽くします．

長男B・長女C　わかりました．思い出したのですが，もしがんの末期になったら管に繋がれるのではなく，人間らしく自分の思う最期を考えたいよね，と父も話していました．

その後，予定透析は３回にわたって中止，その間痛み苦しみなく次第に下顎呼吸となり，８日後に死去された．長男・長女より「父の生涯最後の１週間は非常に貴重でした．父をこんなに近距離で世話をするという瞬間は，信じられないほど家族を団結させました．痛み，苦しみのない状況が私達にも安寧を与え，大きなことだったと思います」との言葉をいただいた．

❷　解説

　腎代替療法や，人生の最終段階の医療などの重要な決定に関して，共同意思決定(SDM)を進めるには信頼関係が前提となる．患者が医師を信頼し，安心して思ったことを気兼ねなく話すことができなければ医師の話も十分に伝わらないし，患者の価値観，大切にしたいことを引き出すこともできず，SDMにはいたらない．何度もお話を重ねることが大切である．

　米国腎臓医会(RPA)が2010年に発表した「透析療法の開始と見合わせにあたっての共同意思決定：診療ガイドライン」の提言１は，「共同意思決定のための医師・患者関係を構築する」こととされている[4]．

A・初回面談のポイント

　今回入院時の初回面談で患者や家族が感じた印象は，その後の医師・患者関係に大きな影響を与える．腎臓病医療は，保存期，透析期，移植期などを通した生涯医療であるため，比較的医師・患者家族関係を構築しやすい連続性が存在する．しかし大事な決断の際には，その関係性が構築できていても一定の時間が必要である．

B・透析医療の中断について

　透析は明らかに延命治療である．すなわち死を遅らせる治療でもある．わが国では34万人の透析患者が維持透析を受け，平均透析導入年齢は69歳である．まさに超高齢社会の医療へ変遷し，尿毒症の患者を確実に救ってきた側面（1950年代〜）から変化し，どのように生を延長できるかを，そのQOLと合わせて考えていく時代に入った．年間死亡者数は3万3千人であり10%（粗死亡率）の透析患者が死亡している．最も多い年齢層は男女ともに70〜74歳である．このことから高齢者が健やかに過ごせる時間を週3回，1回4時間の透析治療が割いていくという状況にある[5]．

　透析技術はこの50年間で大きく進歩したが，死亡率，合併症発症率は高齢者で高く，余命とQOLが非常に限られているといえる．高齢者においては，腎代替療法を開始するかの決断に関してさえ問題がある．今回の透析中止はさらに多くの倫理的問題を包括するが，患者の利益を最大化する，患者に害を与えないというバランスのなか，患者，家族，医療者を交えての自己決定権の尊重（治療を受ける権利，受けない権利）をすることが大切である[6]．

C・会話例から学ぶポイント

　本シナリオでは多くの面談シーンを表現している．
　①初めての入院時面談では，治療の困難性を明確に伝えた．
　②2回目以降では，胃瘻，人工呼吸器，気管切開，透析中止の可能性などさまざまな可能性を伝えた．
　③透析中断の利点よりも，透析継続の欠点に話の中心がおかれた反省点は存在する．
　④以前ACPの話がお父様と交わされたか，看護師から質問したことは重要である．
　⑤意識は傾眠であっても，意思決定権は大切であり，病棟看護師から，患者にとって理解できているだろうという状態評価は重要である．傾眠状態であっても，ベッドサイドで声掛けをしている．
　⑥医師の知識として，緩和医療の実際には細かく触れていなかったことは反省点である．
　⑦何度も話し合いをして理解への道筋ができたと考える症例である．
　⑧方針決定に関しても，その都度十分な時間がかけられた．
　⑨いつでも透析中止の撤回は可能であるとしたことも重要である．また家族から，日ごろの会話のなかでのACPについて聞き出せたことも大切であった．
　この①〜⑨までのアプローチは，Makoulら，ElwynらのSDMのアプローチ[7, 8]に準じている．

のフレーズ

1）情報の提供
・お父様のようにがんの末期でなくても，人生の最終段階を考え，透析をしない決断を家族，医療者とともに考えていく時代になりました（医師）

2）人生の最終段階
・人工透析の中止や人生の最終段階について，ご家族で話し合ったことはありますか？（看護師）

3）意思決定のできない状況において
・どんなに意識が落ちても，長女さん長男さんが来られていること，お父様にはわかるのですよ（看護師）
・病棟に行って，再度お父様とお会いしましょう．ご本人にも状況をお伝えしたいのです（医師）

4）同意の撤回について
・この決定はみなさんにも，そして私たちにも辛い判断ですが，透析できない状況は事実です（医師）
・でも，この決断はいつでも撤回できます，つまり透析はいつでも再開できますよ（看護師）

5）緩和医療（保存的腎臓療法）について
・症状は人それぞれなので一概には言えませんが，その都度緩和医療は進めていきます．痛み，苦しみに関しては，最善を尽くします（医師）

 　第6章④のポイント[9]

• 病状が悪化している場合，透析を開始しない，あるいは中断するというコンセンサスやガイドラインができている国も存在する．SDM を進める大前提は医療者・患者間の信頼関係である．

• 透析を中断するということは大きな決断で，死を意味する．今の日本では，生命維持療法としての透析を中止する決断は，法的に許容されていない．

• 信頼関係を構築する状況は，生涯医療である腎臓病では比較的容易だが，今回のような透析中止という死に直面する状況においては，さらに多職種での密なコミュニケーションが重要である．

• 透析継続の不利益を強調するのでなく，本人の思う最期の生き方を，生前の話し合いを参考に，家族と繰り返し話し合うことが重要である．

• 医療者や家族の言葉でも，患者に伝わるとは限らない．意識障害があっても「話したかどうか」ではなく「伝わったかどうか」を思いやり，その努力をすることが重要である．

• 最後の家族の言葉にあるように，苦痛の除去は本人のみならず，家族を緩和させていることが緩和医療の重要な点である．

●引用文献

1) Renal Physicians Association：Shared Decision-Making in the Appropriate Initiation of and Withdrawal from Dialysis. Clinical Practice Guideline. Second edition. Rockville, 2010

2) Fissell RB, et al：Factors associated with "do not resuscitate" orders and rates of withdrawal from hemodialysis in the international DOPPS. Kidney International 68：1282-1288, 2005

3) 厚生労働省：人生の最終段階における医療・ケアの決定プロセスに関するガイドライン. https://www.mhlw.go.jp/file/04-Houdouhappyou-10802000-Iseikyoku-Shidouka/0000197701. pdf(2020 年 7 月)

4) 日本透析医学会, 他：維持血液透析の開始と継続に関する意思決定プロセスについての提言. 透析会誌 47：269-285, 2014

5) 日本透析医学会：わが国の慢性透析療法の現況 https://www.jsdt.or.jp/dialysis/2227.html (2020 年 7 月)

6) 日本医師会：医の職業倫理指針　第 3 版. 日本医師会, 2016

7) Makoul G, et al：An integrative model of shared decision making in medical encounters. Patient Educ Couns 60：301-312, 2006

8) Elwyn G, et al：A three-talk model for shared decision making：Multistage Consultation Process. BMJ 359：j4891, 2017

9) McPhee SJ, et. al(著), 日経メディカル(編)：終末期医療のエビデンス. 13 章 透析中止に当たって実際に考慮すること. pp189-200, 日経 BP 社, 2017

（酒井　謙）

患者の決定を評価しフォローアップする

❶ 患者の決定を評価するにあたり

　近い将来，末期腎不全に至ることが予測される場合，患者および家族への腎代替療法（renal replacement therapy；RRT）に関する十分な説明と同意をもって，最適なRRTの治療選択ができる機会を提供する必要がある．RRTの選択として，血液透析，腹膜透析，腎移植があり，これらの選択は本来患者自身の自己判断が優先されるべきである．しかし高齢かつ心血管系疾患や認知症など，多くの合併症を有した症例が増加している．そのため従来の正確な情報提供のみのインフォームド・コンセントでは不十分であり，SDMが必要となる[1,2]．RRT選択におけるSDMは，患者個別の背景に応じて医療者と患者・家族で個々に合った選択肢を提案しながら，両者で共同して意思決定を行うことである．医療者から患者および家族へ十分な情報を提供し，関連スタッフを交えた総合的判断に基づいた選択が必要とされる．

　実際の医療では「絶対」「確実」ということは非常に稀である．血液透析と腹膜透析にはそれぞれメリットもあるが，同時にピットフォールもあり，これは導入後に初めて気づく場合も多い．われわれ医療者にとっては当たり前のことであっても，患者はそう思っていないことも多々ある．SDMの段階では「1つの腎代替療法開始後に，他の腎代替療法に移行することも可能である」と説明していても，その後，他のRRTに変更する患者はどれくらいいるだろうか？　この実態は明らかになっていないが，これは療法選択をSDMにて行ったとしても，その後の評価が行われていない可能性が示唆される．

❷ SDM評価の重要性

　SDMの目的は「共同で意思決定をした」ことではなく，実際，患者にとって最善の治療選択につながっているか否かである．共同意思決定した治療法が開始されたあと，期待通りの治療，生活を送ることができているか，または予想とは異なった展開となっているかを評価する機会を設けることが重要である．

　肺がんで根治可能な場合，肺部分切除術を受け，手術が成功すればそこで医療はいったん終了となる．大腸がんの場合も同様で，内視鏡的に切除可能であれば，切除後しばらくはフォローが必要となるが年に一度程度である．しかし，慢性疾患の多くは一度治療法を決定したあとに，他の治療選択に変更できることも多い．慢性腎臓病においてもRRTを継続する必要があるため，外科手術のようにそこで治療が終了することはない．治療法を決定し，

開始した後でも患者の希望に変化がないか，患者の望んだ治療となっているかどうかを評価することが重要である．

　多くの透析患者は地域の基幹病院で透析導入される場合が多い．患者が腹膜透析を選択した場合，通常は導入を行った基幹病院に通院することが多いため，SDMの評価を行うことは十分可能である．はたして腹膜透析を選択してその患者は十分満足しているのか，選択は正解だったのか失敗だったのか．一方，血液透析を選択した場合，多くの患者は自宅近隣の血液透析専門施設に通院することが多く，SDMを実施した医療者と疎遠になることが多い．そのため血液透析を選択した患者に対しては，われわれが行ったSDMを評価する機会は少ない．

　SDMにおいて「1つの腎代替療法開始後に，他の腎代替療法に移行することも可能である」がキーフレーズになっていてもそれを評価できていないのが現実である．そのため導入後は定期的に外来受診してもらい，SDMを評価することが重要である．療法選択外来を行っている医療機関であれば，その療法選択外来に再診してもらうのもよいと思われる．そこで評価を行うことにより，これまでのわれわれのSDMの過程のどこがよかったのか，あるいはよくなかったのか改めて気づかされることが多い．患者個々により患者背景（家族構成，生きがい，思いなど）はそれぞれで，医療者側と視点が大きく異なる場合もある．評価することで，次の患者に対してもよりよいSDMを行うことができ，われわれのスキルアップにつながるものと思われる．

③ 血液透析を選択した症例

　SDMを実施し血液透析を選択した3症例に対し，導入後にその評価を行った．

> 血液透析を開始したが，その後，腹膜透析へ移行した高齢患者

症例1

患者　Aさん，80歳，男性，79歳の妻と2人暮らし
診断名　腎硬化症による末期腎不全
経過　趣味は外出先や旅行先などで絵画を描くことであり，透析導入後も趣味を継続したい意向が強かった．SDMの過程では腹膜透析も前向きに考えていた．しかし高齢であり，「自分で腹膜透析を行えなくなった際，妻に迷惑や負担がかかるのでは」と思い血液透析を選択した．現在，自宅近隣の透析クリニックへ送迎サービスを利用して通院中．導入3か月後にSDMの評価を行った．

シナリオ

医師　血液透析を始めて3か月が経過しましたが，体調はいかがですか？　以前より痩せましたか？
患者A　血液透析は1回4時間と聞いていたので，9：00から開始して4時間後の13：00

に終了してすぐに帰宅できると思っていました．しかし，朝 8：30 に透析クリニックへ行き，着替えをして待っています．穿刺の順番などで開始時刻は 9：30，遅いと 10：00 近い日もあります．止血やその後の着替えなどで終了するのは 14：30 の日もあり，家に着くのは 15：00 過ぎです．自宅へ帰っても疲労感のためそのまま寝てしまうこともあります．昼食を食べない日もたびたびです．そのため元気に生活できるのは週に 4 日程度です．週に 3 日，半日程度なら仕方ないと思っていたけど，丸 1 日つぶれてしまうなんて想像していませんでした．体重もだんだん落ちてきて，体力がなくなった感じがします．

医師　外出の頻度はいかがですか？

患者 A　以前は毎日散歩など外出していましたが，現在は週に 1〜2 回です．筋力も落ちてきました．

　　医師は本症例の QOL と ADL が導入前に比べ明らかに低下していると判断した．再度，療法選択外来で治療法の見直しを行った．その結果，腹膜透析へ変更することを希望したため，開始した．また訪問看護をお願いすることで，妻の負担を増やすことなく可能ではないかと判断した．現在では，患者自身で腹膜透析の手技も行えている．

―腹膜透析開始 3 か月後

患者 A　当初，毎日バッグを交換するのは大変でしたが，もう慣れました．以前の倦怠感はなくなり，週に 4〜5 日は外出しています．絵画も描けるようになりました．体重も元に戻ってきました．

解　説

　　本症例は，最初の時点では腹膜透析のなかでも自動腹膜透析（automated peritoneal dialysis：APD）に興味をもっていた．しかし APD の場合，朝，10 L 近い排液を処理しなければならないことを看護師からの情報で知りえた．そうなると妻の手を借りる必要があるため，家族に迷惑をかけたくない点で腹膜透析を除外した．そこで血液透析を選択したが，理想と現実は乖離していた．

　　SDM の経過中に，家族への負担を軽減するための訪問看護という選択肢も提示していたが，家族のみならず，他人の力を借りるのも気が引けるとのことだった．

　　若年者であれば APD で 10 L 使用することも実際あるが，高齢者で体重も軽ければ 1 日 2〜3 回交換で済むことも多い．「10 L の排液処理」とは誤った情報であった．現在は APD を行い 1 回 1.5 L×3 サイクルで済んでおり，4.5 L 程度の排液を自身で処理している．

バスキュラーアクセス穿刺困難で苦慮している血液透析導入後の患者

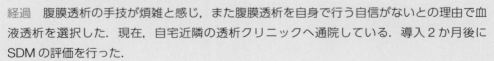

症例2

患者　Bさん，72歳，女性，夫と2人暮らし
診断名　糖尿病性腎症による末期腎不全
経過　腹膜透析の手技が煩雑と感じ，また腹膜透析を自身で行う自信がないとの理由で血液透析を選択した．現在，自宅近隣の透析クリニックへ通院している．導入2か月後にSDMの評価を行った．

シナリオ

医師　血液透析を始めて2か月経過しますが，体調はいかがですか？

患者B　体調はよくなったのですが，毎回苦労しています．

医師　何に苦労しているんですか？

患者B　内シャント手術を行えば，徐々に静脈が太くなり，穿刺もしやすくなると聞いていました．導入したときは2, 3回穿刺されることもありましたが，最初なので仕方がないと思っていました．でも，私の血管は深くてどうも難しいみたいで．一発で穿刺できる看護師さんは1名しかいません．いつも穿刺に時間がかかり，腕が腫れたりします．その看護師さんが休みの日はいつも心配です．

―シャント肢である左前腕・上腕には複数の皮下出血痕が認められた．

医師　それは大変でしたね．毎回，痛い思いをしてるんですね．もともと血管が細かったですからね．

　血液透析導入前，前腕静脈が細く，バスキュラーアクセス作製が困難であるとは予想されていた症例であった．その後，治療法を見直すこととした．

医師　人工血管を留置したほうが血管の走行がわかりやすくなり，穿刺も容易になると思います．または，長期留置型のカテーテルを植え込む方法もあります．あるいは腹膜透析であれば痛みはありません

患者B　もう手術を行うのは嫌です．もうしばらく血液透析を続けてみます．それでもうまくいかないようなら相談します．

―その2か月後に再診したが，状況は変わっていなかった．内シャントを作製した専門医にも意見を聞いたところ，再造設が望ましいとのことであった．現在，腹膜透析への移行を検討中である．

解説

　本症例は，療法選択の際に自分で治療を行う腹膜透析には消極的であった．「医療」は「医療専門スタッフから受けるもの」という意識が強く，また時間的な余裕もあることから血液透析を選択した．バスキュラーアクセスについての説明も行い，血管が細い場合は作製困難

になることも情報提供していた．それを同意のうえで血液透析を導入したが，やはり理想と現実は乖離していた．再度，バスキュラーアクセスの選択肢を提示するとともに，腹膜透析という治療法についても理解を深めることで，2回目のSDMを再開した症例である．

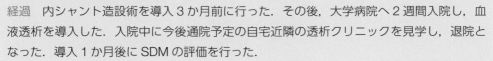

集団行動が苦手な血液透析導入後の患者

症例3

患者　Cさん，55歳，女性，主婦
診断名　慢性腎炎からの末期腎不全
経過　内シャント造設術を導入3か月前に行った．その後，大学病院へ2週間入院し，血液透析を導入した．入院中に今後通院予定の自宅近隣の透析クリニックを見学し，退院となった．導入1か月後にSDMの評価を行った．

シナリオ

医師　血液透析を始めて約1か月経過しましたが，現在の透析施設はいかがですか？

患者C　パンフレットに掲載してある1枚の写真（図6-7）を見て血液透析の説明を受けました．大学病院の透析室は10床程度なので，退院後も透析を受ける環境は，ごく小さな空間を想像していました．ところが，1フロアに50床と体育館のようなところ（図6-8）で透析を行うなんて知りませんでした．退院前に見学に行ったのですが，慣れれば大丈夫だと思っていました．ところが透析患者さんが50人もいて，気が合わない患者さんもいます．そのような患者さんにはすごく気を使ってしまい，疲れます．現在は月・水・金で通院していますが，あの患者さんには会いたくないので，火・木・土に変更しようかと思っています

医師　では，血液透析を選択したことについてはいかがですか？　治療法には満足していますか？

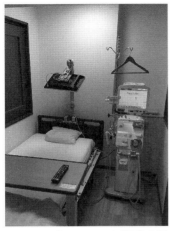

図6-7　パンフレット掲載の透析室

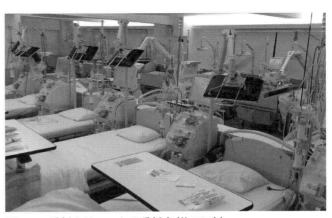

図6-8　透析クリニックの透析室（約50床）

患者C　血液透析を始めてから体調はよくなりました．食欲も出てきましたし，ご飯もおいしく感じられるようになりました．血液透析には感謝しています．ただ，今の環境が私には合わないみたいです．

解　説

　本症例は，血液透析を選択したことについては満足しているが，現在通院しているクリニックの環境には慣れていないようであった．同じ曜日，同じクールの患者が週3回，頻回に顔を合わせなければいけない血液透析施設の現状である．このような血液透析施設の環境は医療者であれば当たり前と思っていても，患者にとっては全く想像がつかない環境でもある．とはいえ時が経てば多くの血液透析患者はこのような環境に順応することができる．本症例も数か月後，この問題は曜日を調整したことで解消され，現在も同じ施設へ通院している．

④　腹膜透析を選択した症例

　SDMを実施し腹膜透析を選択した2症例に対し，導入後にその評価を行った．

腹膜透析導入直後に腹膜炎を発症した患者

症例4

患者　Dさん，64歳，男性，大学の教員
診断名　糖尿病性腎症による末期腎不全
経過　仕事を継続しなければいけないという思いが強く，腹膜透析を選択した．導入1か月後に腹膜炎を発症し，2週間入院となる．退院1か月後にSDMの評価を行った．

シナリオ

医師　腹膜透析を選択しましたが，すぐに腹膜炎となりお辛かったですね．腹膜透析について今，どのようにお考えですか？
患者D　まさか自分がこんなに早く，腹膜炎で入院するとは思っていなかったよ．2週間の入院で授業も延期したり，他人に頼んだり大変だった．正直，腹膜透析を選んで失敗だったと思ったよ．こんなに拘束されるんだもん．自分は血液透析のほうが合ってるのかなと思ったよ．入院前は清潔操作が不十分だったのは事実でした．でも今は手洗いなど清潔操作をしっかり行うようになって順調なので，腹膜透析を続けますよ．
―現在では，腹膜透析を選択したことに満足している様子であった．その後6か月経過したが，腹膜炎の発症もなく順調に実施できている．

解　説

　仕事の都合上，通院頻度の低い腹膜透析を選択したにもかかわらず，導入直後に腹膜炎を

発症し，2週間の入院を要してしまった．「こんなはずではなかった」と思っていたはずである．しかし，それを機に清潔操作などを確実に習得でき，医療者側も患者教育を十分行うことができた．現在では腹膜炎を経験したことと腹膜透析を選択したことに十分満足している．

腹膜透析に血液透析を併用した患者

症例5

患者　Eさん，43歳，男性，独身，タクシー運転手
診断名　糖尿病性腎症による末期腎不全
経過　当時，勤務時間が不規則で，定期的に血液透析に通院することは困難と判断．腹膜透析であれば，勤務時間に合わせフレキシブルに対応可能であるため，腹膜透析を選択した．導入1年6か月後に無尿となり，腹膜透析のみでの体液管理は困難となり，血液透析の併用を行うこととなった．併用療法開始して6か月後にSDMの評価を行った．

シナリオ

医師　血液透析との併用を始めて6か月経過しますね．腹膜透析と血液透析の2つを経験されていますがいかがですか？
患者E　尿が出なくなるのがこんなに早いとは思っていなかった．5年くらいは腹膜透析だけでいけるかと思っていました．
医師　血液透析と腹膜透析を比べるとどちらがご自身には合っていると思いますか？
患者E　腹膜透析ですね．血液透析で4時間横になっているのが苦痛です．血液透析が終わるとだるくて動けない日が多いです．
医師　体調が最もよかったのはどの時期ですか？
患者E　腹膜透析を始めて最初の1年くらいです．その後はむくみが出てきたり体が重く感じたりで．
医師　現在の併用療法はしばらく続けていく必要がありますが，よろしいですか？
患者E　血液透析の日は仕事を入れないようにしましたので大丈夫です．
—現在は，併用療法の受容もできている様子である．

解　説

　残腎機能の保持には腹膜透析が有利であることはよく知られている．無尿になった場合，腹膜透析のみでの管理は困難となり，血液透析を併用する必要性もあることを説明していたため，患者Eも十分同意したうえで併用療法の開始に至ることができた．

❺ 治療を開始して患者が初めて経験すること

　前述した症例以外にも，血液透析を選択した患者から聞かれる声としては以下のようなものがある．

・透析導入前よりも足がつるようになった．透析中もつるし，夜間睡眠中にも足がつる．
・飲水制限がこんなに厳しいとは思わなかった．
・かゆみがひどくなった．
・体重（ドライウェイト）をどんどん下げられてしまう．透析で痩せさせられてしまう．
・穿刺時の痛みがつらいし，透析中にシャント肢が痛くなる．

　療法選択の際にはここまで説明していることは少ないと思われるが，患者にとっては導入前には予想もしていないことである．

　また，腹膜透析を開始した患者からは「夜はAPDのアラームがうるさくて眠れない」，あるいはカテーテル位置異常により修復術が必要になったような場合も，導入前にはなかなか想像がつかなかったことではないだろうか．これらを受容したうえで現在の治療法を継続するのか，あるいは受容できなければ治療法を変更してみるという次の選択肢も医療者側は提示すべきと考えられる．

❻ SDMの評価を行ううえでの評価項目

　患者は自分で決定したことなので責任感を感じ，がまんしている場合もあるかもしれない．医療者側へ本音を話す機会も失われている可能性も考えられる．SDMの基本9要素とその評価ポイントについて表6-5に示す．SDM評価項目の9つの質問の答えがすべて「はい」であれば，SDMが適切に行われたと考えることができる．

　一方，現在の治療に満足していない場合は，SDM過程のどのプロセスにおいて不十分だったのか振り返ることができる．評価を行うことで，次の患者に対してより満足のいくSDMを提供することが可能になる．治療法の決定のみでSDMを終了させずに，患者の満足度まで評価することで，医療者としてよりよい医療を提供することができたのか確かめることが可能となる．

金のフレーズ

　　・どの治療法を選んでも，しっかりバックアップします．
　　・○○さんへの私たちのおすすめの治療は△△です．ほかにはこのような選択肢があります．
　　・現在の治療に満足していますか？　予想と違った点はありますか？
　　・一度治療が始まったあとでも，治療の変更についても一緒に考えていきます．

表 6-5　SDM のアプローチ法と評価項目

基本の 9 要素[3]	SHARE[4]	SDM 評価項目	例
1. 問題を定義・説明する	1. 患者の参加を求める	1. 医師は私に治療に関して何らかの決定をしなければいけないことを明確に伝えてくれた	腎臓病が進行しており，いずれ腎代替療法を受ける必要があります．そのため，治療法を選択する必要があります．
		2. 医師は私に対し，どのように治療法の決定にかかわりたいかを丁寧に確認してくれた	どのように治療を選んでいきましょうか．1 人で決めるのではなく，先があることなので，ご家族と一緒に考えてみませんか．また私（医師）だけでなく看護師さんも家庭環境や今後の生活も含め話し合いに参加しますよ．
2. 選択肢を提示	2. 患者が治療選択を調べ，比較することを支援する	3. 医師は今回の病状に対してさまざまな治療選択肢があることを伝えてくれた	腎代替療法には血液透析，腹膜透析，腎移植の 3 つがあります（具体的な方法・機序について説明する）．
3. 利点・欠点・費用を話し合う		4. 医師はそれぞれの選択肢における利点と欠点を明確に説明してくれた	血液透析，腹膜透析，腎移植にはこのような利点・欠点があります（具体的に提示する）．
		5. 医師と私はそれぞれの治療方法について徹底的に比較検討した	・いずれも選択可能なのか ・典型的な治療パターン以外の方法（APD について，オーバーナイト透析や在宅血液透析など） ・治療時間，通院頻度，生活するうえでの活動制限 ・食事療法の違い，訪問看護などを利用できる点
4. 患者の価値・意向	3. 患者の価値観，選好を評価する	6. 医師は患者がどの選択肢を希望するのか聞いてくれた	どの治療法をご希望ですか？
5. 患者の能力・自己効力に関する話し合い			ここまでならご自分でできると思います（ご自分でできそうです）．この部分はご家族の補助が必要です（スタッフに任せましょう，または別の方法を考えましょう）．
6. 医師の知識と推奨	4. 患者とともに決定に至る		患者が悩んでいる場合，医師の経験から「こちらをお勧めしますが」と推奨も必要．
7. 理解を確認		7. 医師は説明したすべての情報を理解できるように私をサポートしてくれた	それぞれの治療の実際の方法，生活制限，食事制限など患者からの質問に答える．
8. 治療決定ないし延期		8. 医師と私は一緒に治療法を選択した	それではこの治療でいってみましょう．
9. フォローアップ予約	5. 患者の決定を評価する	9. 医師と私は今後の治療の進め方について合意した．そして継続してフォローアップしてくれた	現在の治療に満足していますか？予想と違った点はありますか？　治療法の変更も可能です．

〔Makoul G, et al：An integrative model of shared decision making in medical encounters. Patient Educ Couns 60：301-312, 2006, Agency for Healthcare Research and Quality（AHRQ）：The SHARE approach. https://www.ahrq.gov/health-literacy/curriculum-tools/shareddecisionmaking/tools/tool-2/index.html（2020 年 7 月）より作成〕

第 6 章⑤のポイント

- SDM の最初の目的は療法選択を「共同で意思決定する」ことである.
- SDM の最終目標は「患者が，SDM で選択した治療に満足できていること」である.
- SDM の後に評価を行うことが重要である.
- 評価を行うことで，患者の視点・価値観に改めて気づかされることも多い.
- 評価を行うことで医療者側の SDM のよかった点，改善すべき点が明らかとなる.
- 次の患者に対し，さらに充実した SDM を行うことが可能となる.

●引用文献
1) Hoffmann TC, et al：The connection between evidence-based medicine and shared deci-sion making. JAMA 312：1295-1296, 2014
2) Whitney SN, et al：A typology of shared decision making, informed consent, and simple consent. Ann Intern Med 140：54-59, 2004
3) Makoul G, et al：An integrative model of shared decision making in medical encounters. Patient Educ Couns 60：301-312, 2006
4) Agency for Healthcare Research and Quality(AHRQ)：The SHARE approach. https://www.ahrq.gov/health-literacy/curriculum-tools/shareddecisionmaking/tools/tool-2/index.html(2020 年 7 月)

（阿部雅紀）

高齢の患者・家族と話し合うときには

　日本は世界でもトップクラスの超高齢社会を迎えている．世界保健機関（WHO）の定義では，人口中 65 歳以上の人の割合つまり高齢化率が 7% を超えた社会を「高齢化社会」と呼び，14% を超えた社会は「高齢社会」，21% を超えた社会は「超高齢社会」と呼ぶ．すでに日本は 2007 年に高齢化率が 21% を超え「超高齢社会」に入っている．家族構成も変化しており，高齢者では配偶者のみ同居や完全独居の割合が増加している．高齢者は年金生活者が多い．一方で無年金のため生活保護を受けている人も増加していて，経済的背景にも大きな格差が拡がっている．年齢が増すにつれ，老人・介護施設に入居する割合が増し，高齢者のライフスタイルは多様性を示す．

　このような超高齢社会のなかで，腎代替療法（renal replacement therapy；RRT）の選択に関する SDM を行うとき，その注意点は何かを整理してみたい．また後半では，高齢者が腎移植や腹膜透析を選択する例，透析拒否を示す例を取り上げて問題点を確認する．

❶ 高齢者の RRT 選択に対する SDM における注意点

　高齢者の残りの人生は短いが，どの RRT 選択が生命予後延長に繋がるかの判断は難しい．残り少ない人生を有意義に過ごす点を重視するなら，生命予後より QOL を RRT 選択の中心に考えるべきかもしれない．ここに患者自身の意見や好みを大切にして，SDM によるアプローチで RRT 選択に臨む意義がある．その際，どのような情報が SDM を実施するうえで重要か，3 つの側面に分けて以下に記載した（表 6-6）．

A・身体的健康面の情報

　日常生活の自立度，まずこの点を確かめる必要がある．透析導入後は体力低下があり，一般的には日常生活の自立性は徐々に低下する．面談時には，視力・聴力の低下がないか確認して対応するべきである．これらの感覚機能が低下していると患者自身による適切な情報収集が難しく，自律的な判断に影響する．

　透析導入後は異化亢進が進むため，適切な食事摂取は重要である．平時の食習慣，食事量などを知る必要がある．1 日 3 食ではなく 2 食以下という高齢者も意外と多い．この点は服薬アドヒアランスとも関連してくる．同居家族が食事を作ってくれるのか，自炊か外食かなども聞き取る必要がある．食事摂取が 1 人で可能であるか，制限食を維持できるか，この点も確認ポイントである．

　自力歩行可能であることは，通院補助の要不要を考えるうえで必須情報である．家族の通院補助の可否，通院補助サービスのある病院の近在情報も重要である．運動能力も確認すべき

表 6-6　高齢の患者と家族への腎代替療法(RRT)選択に対する
　　　　SDM で必要な情報

身体的健康面	自立した日常生活が可能であるか
	視力・聴力は維持されているか
	食事は 1 人でできるか
	調理は誰がしているか
	着替え，洗面・入浴を 1 人でできるか
	掃除を 1 人でできるか
	運動は可能であるか
	歩行は可能であるか
	睡眠は十分とれているか
	どのような疾患既往歴があるか
精神的健康面	自律した意思決定が可能であるか
	生きる意欲を喪失していないか
	うつ状態に陥っていないか
	認知機能は保たれているか
	家族とのコミュニケーションがとれているか
社会的側面	経済的な自立(収入，年金，貯金，生活保護)
	住居のスタイル(自宅，借家，老人施設)
	同居者の有無(配偶者，子ども，親，兄弟，その他)
	社会的活動(仕事，アルバイト，ボランティア)
	透析施設の通院補助(送迎システム)

で，運動ができないと透析導入後はサルコペニアやフレイルなどに陥りやすい．また合併症として，脳卒中，心不全，変形性関節症などがあるとサルコペニアやフレイルへ発展しやすい．

B・精神的健康面の情報

　患者が自律した意思決定ができるか見極める必要がある．RRT の選択に関する説明を受けるあるいは準備を開始する段階は，進行した保存期腎不全期であるため，倦怠感，疲労感を感じる人も多い．このため心理的にはうつ傾向を招きやすい．また，透析導入後の生活変化，身体的負担，経済的負担，家族への負担などを考え，落胆や不安などのネガティブな心理状態からうつ的な精神状態に傾きやすい．このよう心理的状態は，透析拒否の心理につながる．日本人の特徴といわれるが家族への迷惑を考え，死の選択へ傾く人が多い．

C・社会的側面の情報

　収入源が年金であるか，まだ職業があり自己収入があるか，経済的側面の確認が必要である．経済的自立は RRT 選択に影響する．住居スタイルの確認も必要である．介護・老人施設に入居している場合，通院，食事管理，看護師ケアなどのサポート状況は重要な情報である．施設によっては，透析患者の管理支援はできないと入居を拒否される場合もある．腹膜透析を選択する場合は，住居内の衛生状態も重要である．訪問してみたらいわゆるゴミ屋敷に近い状態であったという事例もある．同居者の確認ももちろん必要である．同居していても日中は家に誰もいない場合も多い．家族の支援は，高齢者の RRT 選択を決定するうえで極めて大きな要因となる．

❷ 高齢の患者・家族との SDM 実例

A・腎移植を選択する場合

生体腎移植を希望した高齢の患者

症例 1

患者　Aさん，72歳，女性，無職

診断名　#1　2型糖尿病　#2　高血圧　#3　心筋梗塞　#4　糖尿病性腎症 (DKD) (CKD ステージ G5)

経過　2型糖尿病が20年前からあり，近医で加療していた．血糖と血圧コントロールは比較的良好であったが，2年前に心筋梗塞を発症した．循環器内科にてステントを留置術を受けた．その際，eGFR 35 mL/分/1.73 m^2 から 20 mL/分/1.73 m^2 まで腎機能が低下した．以後，徐々に腎機能が低下し，腎臓内科専門医紹介時には eGFR 13 mL/分/1.73 m^2 となっていた．初診時に将来，透析あるいは腎移植が必要であることが説明された．詳細については家族も同伴で，RRT 選択説明外来を予約して話し合うこととなった．

社会歴　50歳までパートの事務員．その後は専業主婦．

認知レベル　正常

シナリオ

—初診後の RRT 選択説明外来での会話．医療者側は医師と RRT 選択説明外来担当看護師，患者側は患者夫婦が同席した．

医師　A さん，お加減は変わりありませんか．本日は，担当の看護師も同席させていただきます．先日お渡しした小冊子「腎不全　治療選択とその実際」はお読みいただけましたか．ご自分に一番適した治療法を最終的に選べるようにサポートしますので遠慮なくお話しください．

患者A　読んでみました．少し，わからないところや心配なところがあります．

看護師　遠慮なくお話しください．特に，何か一番強く望んでいることがあれば教えてください．

患者A　血液透析を受けると，家をかなり留守にする必要がありますよね．腹膜透析だとお腹にカテーテルを入れて外出するのは嫌な感じがします．2人で相談したのですが，夫は，腎移植を受けてはどうかと勧めるのです．でも2人とも高齢ですので，できるでしょうか．

看護師　ご高齢でも，腎移植を受けるレシピエントと腎臓を提供するドナーの方が健康であれば選択することもできます．

患者A　私たちは，夫婦で海外旅行をまだまだ続けたいのです．そのためにも腎移植が受けられるのであれば，ありがたいと思います．

医師　先日の初診時の検査データをみますと，合併症の糖尿病や心筋梗塞後の心機能も安定しているようです．ご主人のドナーとしての検査に問題がなければ，透析をせずに腎移植を受けることもできると思います．最近は70代の方でも腎移植を受けています．

夫　私もドナーとしての検査を受けますので，ぜひお願いします．

医師　了解しました．それでは腎移植に向けて検査を勧めていく方針としましょう．腎移植担当の泌尿器科医も紹介します．腎移植に向けてサポートしますよ．

患者A　それから家にネコがいるのですが，移植後も飼えますか．

看護師　移植直後は，ペットとの接触は避けるのがよいといわれています．思いがけない感染症を発症する可能性があるからです．でも半年あるいは1年以上経てば，濃厚な接触さえしなければ飼うことも可能ですよ．

医師　寂しいかもしれませんが，しばらくは親族の方に預かってもらうとよいかと思います．

患者A　そうですか，わかりました．

　その後，腎移植を担当する泌尿器科を受診し，合併症に関しては循環器内科，糖尿病内科を受診したが，いずれの科でも腎移植は可能と判断された．ドナーも健康上大きな問題はないと判断された．再度，RRT選択外来を受診していただき腎移植に関する質疑を受け，納得されて腎移植の選択に合意到達した．3か月後，レシピエントとドナーの精査が終わり，70歳代の夫婦間腎移植が施行され無事成功した．移植後の経過も順調で，夫婦は腎移植後も海外旅行を楽しんでいる．

　この症例の場合，SDMのThree talk modelでいえば[1]，team talkを初回外来で行い，option talkを前回のRRT選択外来で行い，2度目のRRT選択外来でdecision talkを行ったことになる．

解説

　第2回目のRRT選択外来に臨んで，患者夫婦から高齢者で腎移植を受けている症例の具体的なデータが知りたいと要望があった．そこで，日本移植学会誌に集計されている統計データを用意し提示した（表6-7）[2]．Decision talkにおいては，適切な資料の用意は合意決定の補助となる．

　生体腎移植の場合，レシピエント・ドナーが健康であれば，年齢上限はないと考えるのが世界的傾向である．わが国でも80歳代で腎移植を受けている症例は実在する．表6-7は腎移植レシピエントの年齢データである[2]．近年は60歳代以上のレシピエントが25%前後を占めていることがわかる．70歳を超えても5%前後の症例が腎移植を受けている．年々，高齢者のレシピエントとドナーは増加傾向であり，高齢というだけで腎移植は無理という先入観なしにRRT選択に関するSDMを行う必要がある．

　ADLあるいはQOLの観点からすれば，腎移植は透析療法より優れている．したがって，移植後の患者満足度は高い．この症例は最も望んでいたこと，長期の海外旅行ができることで幸福感を得ている．またペットに関しては，移植直後は娘夫婦に一時的に預かってもらう対応をとり，移植後1年経ってから自宅で飼う処置をとった．

表 6-7　レシピエントの年齢背景

年齢	生体腎 (*n*=1,527)	献腎 (*n*=160)
平均±SD（歳）	47.4±15.4	50.4±15.2
最小（歳）	2 歳	3 歳
最大（歳）	85 歳	74 歳
0～9 歳	30　(2.0%)	3　(1.6%)
10～19 歳	58　(3.8%)	15　(8.2%)
20～29 歳	116　(7.6%)	0　(0.0%)
30～39 歳	208(13.6%)	10　(5.5%)
40～49 歳	382(25.0%)	41(22.5%)
50～59 歳	369(24.2%)	57(31.3%)
60～69 歳	296(19.4%)	53(29.1%)
70 歳～	68　(4.5%)	3　(1.6%)

〔日本臨床腎移植学会・日本移植学会：腎移植臨床登録集計報告（2019）2018 年実施症例の集計報告と追跡調査結果．移植 54：61-80，2019 より〕

　この症例では，老後の楽しみとして夫婦での海外旅行を一番の優先事項と考えていたため，腎移植の選択に至ったわけである．一方で高齢でも腎移植を受けられるか心配していた．治療選択意思が明確であれば，参考となる資料を示し，しっかりサポートしていくことを告げると患者は安心する．また，ペット問題に関しても看護師の専門的なアドバイスは患者の意思決定を確実にさせた．

B・腹膜透析を選択する場合

　高齢者が腹膜透析（PD）を選択する場合，2 つのケースに分かれる．高齢でも患者自身でPD 管理を行う PD ファースト，そして QOL や ADL 維持を優先し終末期管理とし PD を行う PD ラストである．ここでは PD ラストの事例を考察する．

> 生活自立度の低下した高齢の患者

症例 2

患者　Bさん，90 歳，男性，無職
診断名　#1　高血圧　#2　心筋梗塞後，心不全　#3　アルツハイマー病　#4 慢性腎臓病（CKD ステージ G5）
経過　42 年前から高血圧があり近医で加療を受けていた．18 年前に心筋梗塞を発症，心機能が低下した．日常生活では，食事，排泄，入浴は自立し，長距離の歩行は不可能で買い物などは自身ではできない．幸い同居家族は多く，78 歳の妻，息子夫婦，成人の孫 2 人

の計6人家族である．5年前から物忘れが出現，3年前にアルツハイマー病と診断され，内服治療を受けている．精神的には興奮することはないが，繰り返し同じことを語り，しばしば自身の所有物をどこにおいたか忘れ探し回る．比較的，家族の話には素直に従う．4年前の腎機能はeGFR 23 mL/分/1.73 m^{2}であったが，現在eGFRは8 mL/分/1.73 m^{2}にまで低下したため，腎臓内科専門医に紹介となった．軽度の下腿浮腫があるが尿量も保たれている．血圧は112/62 mmHgと低めであった．駆出率（ejection fraction；EF）は20%である．初診時は妻に付き添われて来院した．近い将来透析医療が必要となることを伝えられ，RRT選択外来で妻と息子とともに相談をする予定となった．

社会歴　72歳まで自営業．その後は無職．

認知レベル　低下．うつ状態とアルツハイマー病のためか．

シナリオ

—初診後のRRT選択説明外来での会話．医療者側は医師とRRT選択説明外来担当看護師が同席し，患者側は妻と息子夫婦が参加した．

医師　先日お会いした○○です．奥様と本日は息子さんがご一緒ですね．よろしくお願いします．先日は簡単に透析のお話をしましたが，本日は今後のことをご一緒に相談して，最もよい方法を見つけていきましょう．Bさんは，先日お話しした小冊子を読んでいただけましたか．

患者B　見たが，あまりよくわからない．家内や息子がいろいろ言うが，自分では決められない．

医師　なるほどわかりました．息子さんにもうかがってみますね．透析療法について，いかがでしょうか．

息子　透析を受けないと命にかかわることは理解しています．血液透析と腹膜透析の違いもだいたい理解できます．わが家の場合，母が父を透析施設に連れて行くのは難しいと思います．

医師　奥様はどう思われますか．

妻　私も足が弱く，主人を支えて外来通院を週3回するのはしんどいと思います．

看護師　通院補助をしてくれる透析施設もあるんですよ．家まで迎えにきてくれる施設もあります．

妻　それでも主人を1人で病院に行かすことはできないと思います．もの忘れがひどく，戸惑うことも多いので私が付いていないと心配です．

医師　今まで奥様も一緒に頑張ってご主人を支えてこられたんですね．それでは，腹膜透析であれば家庭内で治療ができ，今後も奥様が支えになれると思います．いかがでしょうか．

息子　少し不安がありますが，母と私の妻が家にはおりますので，2人が協力してくれれば可能でしょうか．

息子妻　私も小冊子は見ました．母とも相談して，私たちが勉強すればできるのであれば，頑張ってみたいと思います．

看護師　実際に腹膜透析の患者さんにもお会いできますし，練習をする器具もあるんですよ．一緒に勉強をお手伝いします．

医師　体力のないご高齢の方でも，ご家庭で腹膜透析を家族の方と一緒になさっている方はいます．訪問看護の看護師も当院にはいますので，時々ご家庭も訪問させていただきます．患者さんご自身はいかがですか．

患者 B　家内や息子たちがそう言うのなら，それでもいい．自分 1 人ではできないと思う．管を腹に入れるんだと言うが痛くないのか．

医師　ちゃんと麻酔をして手術しますし，普段は痛いことはないですよ．血液透析では毎回腕に針を刺しますから，こちらのほうが痛いかもしれませんね．

　その後，心機能が低下していることも説明し，確かに PD のほうが，患者にとって安全ではないかという意見もあり，最終的に患者と家族は腹膜透析を選択した．妻と息子夫婦からは，家庭内での家族によるサポートに不安があるとのことから，患者と家族が病院内で PD 患者と直接お話しをしてもらう機会を設けた．また，PD デモキットで PD 管理の実際を体験してもらった．その後，PD に対しての家族の自信が芽生えた．

　この症例の場合も，初回外来(team talk)，RRT 選択外来(option talk, decision talk)の流れで合意に到達している．家族の積極的な支援が合意に不可欠であった例である．

　家族のサポートを引き出すためには，家族が患者支援を頑張ってきたことを評価することも有用である．心理的にも家族の不安を和らげる効果もある．

解　説

　ADL が低下しており平均寿命より長生きしているのであれば，患者や家族から希望があれば PD ラストを選択することもしかりである．日本透析医学会の統計データでは[3]，PD 患者のうち 75 歳以上は約 20% である(図 6-9)．90 歳以上で選択している症例もわずかであるが認められる．

　中野ら[4]は，高齢者を対象として在宅で PD ラストを行う場合，①どのようにバッグ交換を実施するか，②どの程度の尿毒症コントロールとするか，この 2 点を患者とともに設定することが必要であるとしている．各症例の治療時間，治療日数などは画一的でなく，貧血コントロール以外の生化学的パラメーターも一定ではなかったと述べている．岸田[5]は，在宅での PD ラストでは，家族や訪問看護師のアシストが必要で，透析効率のみを重視するのでなく，個々の症例に応じたケアとして PD を目指すべきとしている．PD ラストにおいては患者と家族の満足度が，最も重要なポイントである．

C・腎代替療法を拒否する場合

　高齢の患者に対する RRT 選択説明に臨む際，自分は透析を受ける気持ちはない，あるいは透析を受けるくらいなら死ぬほうがましだと拒否的発言に遭遇することがある．このような患者に，どのような態度で RRT 選択に関する SDM を行うべきか，実例を通して考察してみたい．

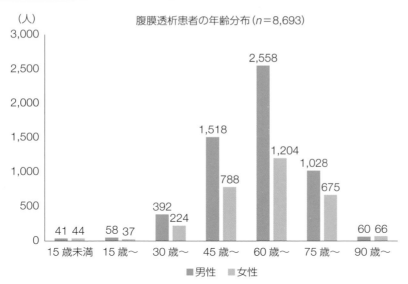

図6-9　**腹膜透析（PD）患者の年齢分布**
日本透析医学会の統計資料より作成したわが国の腹膜透析患者の年齢分布．2016
年末の集計．
〔わが国の慢性透析療法の現況（2016年12月31日現在）．腹膜透析（PD）の現況．https://
docs.jsdt.or.jp/overview/pdf2017/p030.pdf（2020年7月）より作成〕

透析導入を拒否する高齢の患者

症例3

患者　Cさん，83歳，男性，無職
診断名　#1　高血圧　#2　脳梗塞　#3　慢性腎臓病（CKDステージG5）
経過　30年前から近医で高血圧の加療を受けていた．18年前に脳梗塞に罹患し，左半身
の動きが悪い．日常生活は自立しており，食事，排泄は自身で可能であり，外出は杖歩行
である．3年前に長年連れ添った妻に先立たれ，以後自宅で1人暮らしとなった．その頃
から体重減少が始まり，当初65 kgあった体重が56 kgに低下した．3年前の腎機能は
eGFR 25 mL/分/1.73 m^{2}であったが，現在12 mL/分/1.73 m^{2}にまで低下した．近医よ
り腎臓内科専門医に紹介となった．軽度の下腿浮腫があるが，そのほかに尿毒症症状はな
い．血圧は146/70 mmHgと管理範囲内にあった．腎臓内科を受診した際，eGFRは8 mL/
分/1.73 m^{2}であった．初診時に将来透析が必要であることが説明された．詳細については
RRT選択説明外来を予約して，家族にも参加してもらい話し合うこととなった．
社会歴　72歳まで自営業．その後は無職．
認知レベル　やや低下．うつ状態のためか．

シナリオ

―初診後のRRT選択説明外来での会話．近くに住む娘夫婦を呼んでRRTに関するSDM
を実施した．医療者側は医師とRRT選択説明外来担当看護師，患者側は患者と娘夫婦が同

席した.

医師　Cさん，お加減はいかがですか．今日は，今後のことを家族の方とともに相談しましょう.

患者C　知り合いで血液透析を受けている人がいるが，透析を受けた後は体がだるくて動けないと言っている．透析をすると体力がなくなり痩せてしまったと嘆いている．この前も言った通り，透析は受けません.

医師　そうですか．確かに透析を受けた後が辛いという方はいます．でも，人によっては元気に動いておられる方もいます．もしも透析を受けなければ，尿毒症により心不全や意識障害などが出てきます．辛い症状が出てきますよ.

患者C　1人暮らしだし，誰も助けてくれなければ食事もできない．透析は絶対に受けるつもりはない.

看護師　お気持ちはわかりますが，ご家族のご意見も聞いてみましょう.

娘　お父さんには長生きして欲しいの．この際，1人暮らしを諦めて介護施設に入居してはどうかしら．家は狭くて子どももいるのでお父さんを見てあげられないけど，近くに介護施設を探すからそこで暮らしてはどうかしら．子どもたち（孫たち）も連れてお父さんの顔を見に行くわ．天国のお母さんも，きっとお父さんに長生きして欲しいと思っているわ.

看護師　介護施設から透析病院に通っている方も最近は多くなっています．お食事も患者さん用に作ってくださるので安心ですよ.

義理の息子　お父さん，是非そうしてください．おじいちゃんのことを子どもたちも心配しています．私たちと一緒に頑張りましょう.

患者C　うーん，そうだな．孫の顔もまだまだ見たいしな．わかったもう一度考えてみるか.

　患者の気持ちの根底には，妻の死後，家族に迷惑をかけず死にたいとの思いがあったようである．そのため透析導入の話を聞き，早く死にたいと悲観的な気持ちになったと推測される.

　RRT選択説明外来(option talk)後，2回目のRRT選択説明外来(decision talk)では，患者からは娘夫婦からの提案を受け入れると発言があった．この時には医療ソーシャルワーカー（MSW）にも参加してもらい，介護保険などさまざまな社会支援の話も聞いてもらった．患者も安心し，娘夫婦と介護施設の選定を始めることとなった．decision talkでは，多種職参加による支援策の伝達も合意到達への有効な支援となる.

　患者が1人で悩まず，家族，医療者，介護者などの助けを借りて透析を受け入れるように支えていくことはSDMにおけるポイントである．孫に会えるということは，意外と高齢者の心理をポジティブにするものである.

解　説

　高齢者が透析導入を拒否する場合，どこまでその意思が堅固であるか，まず確認する必要がある．終末期医療における事前指示書として，明確なリビング・ウィルが透析導入時点で示される症例は少ない．感情的に悲観的状態に陥っていることから，透析拒否の気持ちを述

表 6-8　Shared Decision-Making in the Appropriate Initiation of and Withdrawal from Dialysis Clinical Practice Guideline の推奨

1. 患者と医療者との信頼関係を作る
2. 診断，予後，治療法をすべて患者に話す
3. 状態に応じ予後を予測しすべて患者に話す
4. 期日を決めて問題点を解決するプロセスを作成する
5. 期間限定の透析を意思決定に至らない患者には提案する
6. 十分な話し合いで決められた条件ならば，透析を開始しないまたは中止する
7. 状態が悪く安全な透析ができないならば，透析を開始しないまたは中止する
8. 患者中心の結果を得るためには，緩和療法に関する治療法も提案する

〔Renal Physicians Association：Shared Decision-Making in the Appropriate Initiation of and Withdrawal from Dialysis. Clinical Practice Guideline. Second edition. Rockville, 2010 https://cdn.ymaws.com/www.renalmd.org/resource/resmgr/Store/Shared_Decision_Making_Recom.pdf(2020 年 7 月)より著者意訳〕

べる患者のほうが遥かに多い．この点を踏まえて SDM を行う必要がある．

　もしも，明確なリビング・ウィルにより透析導入を拒む症例に遭遇した場合は，表 6-8 に示したガイドライン内容に沿って診療プロセスを進める必要がある[6]．また院内で多職種，できれば緩和ケア専門医を含めた倫理委員会を開催し，透析導入を選択せずに患者を診療するか議論する必要がある．患者には最終意思決定をする自己決定権はある．しかし尊厳死ともとれる透析非導入に関しては，まだわが国では法的規制がある現状ではなく，きわめて慎重に患者自身の意思を尊重すべきか否か判断する必要がある．

　一方，悲観的な感情から透析導入を拒否する発言，また家族への負担を懸念するあまり透析導入を拒否する発言に関しては，医療者と家族の説得，患者が困惑している事態への解決的提案などにより，透析導入に対して前向きに心理状態を変えることができる．この症例の場合は，まさにその一例である．

 のフレーズ

- ご自分に一番適した治療法を最終的に選べるようにサポートします．
- 何か一番強く望んでいることがあれば教えてください．
- 今まで奥さん(介護者)も一緒に頑張ってご主人(患者)を支えて来られたんですね．
- (家族)私たちと一緒に頑張りましょう．

 第 6 章⑥のポイント

- 高齢者の SDM では，QOL を重視する必要がある．
- 高齢者の SDM では，うつ状態の有無など精神状態に注意する必要がある．
- 高齢者の SDM では，経済的状況を把握する必要がある．

＊**謝辞**

　この研究は，日本医療研究開発機構（AMED）研究費（腎疾患実用化研究事業）に基づく「マージナルドナー腎移植の安全性に関する新規エビデンス創出研究」，ならびに「診療連携・国際連携をも視野に入れた，生活習慣病，CKD の診療の質向上に直結する多施設長期コホート研究」の支援のもとに実施した．

●引用文献

1) Elwyn G, et al：A three-talk model for shared decision making：multistage consultation process. BMJ 359：j4891, 2017
2) 日本臨床腎移植学会・日本移植学会：腎移植臨床登録集計報告（2019）2018 年実施症例の集計報告と追跡調査結果．移植 54：61-80, 2019
3) わが国の慢性透析療法の現況（2016 年 12 月 31 日現在）．腹膜透析（PD）の現況．https://docs.jsdt.or.jp/overview/pdf2017/p030.pdf（2020 年 7 月）
4) 中野広文，他：在宅医療における PD ラストの有用性と課題．日本透析会誌 35：1205-1210, 2002
5) 岸田杏子：腹膜透析患者のキュア＆ケアのレベルアップ．PD ファースト・PD ラスト．臨床透析 34：1521-1528, 2018
6) Renal Physicians Association：Shared Decision-Making in the Appropriate Initiation of and Withdrawal from Dialysis. Clinical Practice Guideline. Second edition. Rockville, 2010 https://cdn.ymaws.com/www.renalmd.org/resource/resmgr/Store/Shared_Decision_Making_Recom.pdf（2020 年 7 月）

（西　慎一）

COLUMN

患者さんへの腎移植の説明

　患者さん個人に腎移植の話をするとなると，ドナー不足が深刻なわが国において，生体腎移植つまり生体ドナーの必要性がつきまとい，多少なりともその患者さんのプライベートに踏み込むことになるため気が引けることが多いと思います．移植がしたくてもドナーがいない人がいますので，個人的に腎移植の話をするには，その人の家庭環境と照合する必要があります．複雑な現代社会では，患者さん向け院内勉強会などで定期的に腎移植の講演を開いたり，院内にリーフレットなどを常備して腎移植に関する記事にふれる機会をつくっておいたりすることが適切と考えます．維持透析患者さんに対しては，生体腎移植であれば血液型不適合でも移植が可能であることや，高齢者間でも可能な場合があることを説明することが重要です．献腎移植に関しては，平均待機期間が10年以上と長期になるため移植に消極的になりがちですが，移植への希望が徹底した自己管理の動機づけにつなげられることもあります．

　先行的腎移植を選択される患者さんの多くは，腎臓内科医から腎代替療法を紹介された際にその存在を知り，個々の仕事や学業などの生活環境と生体ドナーとなる親，夫婦，兄弟などの関係性や家庭環境を照らし合わせて，腎移植を選択されています．その場合，透析経験がなく病識が薄いことがあり，移植後の内服管理を含めた自己管理が不十分になるリスクがあるため，移植前に十分に自己管理の重要性を説明する必要があります．しかし先行的腎移植の場合，透析合併症がなく動脈硬化は軽度にとどまり萎縮性膀胱もないため，周術期のリスクは少なくてすみます．

　一方，QOLの向上の目的以外で腎移植を選択される患者さんがいます．挙児希望がその1つです．移植後経過がよく条件に合えば，安全に妊娠出産できるようになってきています．例えば出産後に腎不全に至り，子どもに弟妹を与えたく，1974年に当院で母親をドナーとする生体腎移植を受けた患者さんは，現在も透析せずにクレアチニン値が1.2 mg/dLほどを維持しています．移植3年後に第二子となる娘さんを出産され，わが国初の腎移植後患者の妊娠出産例となりました．その後，生まれた娘さんは健康に成長して看護師となり，当院の移植外科病棟に勤務して祖母や母のような腎移植のドナー，レシピエントの看護をしました．親から子，子から親への愛情を感じずにはおれません．その娘さんも結婚して出産し，腎移植を受けた患者さんからすると孫をもったことになり，今後ひ孫を抱くことも夢ではありません．

　腎移植の成績は，30年前と比して格段に改善されています．生体腎移植後5年生着率は，1989年以前の67.6%から2006～2012年では92.8%になっています[1]．今後は，長期生着と健康的生存のため，抗体関連拒絶反応や悪性疾患，サルコペニアやフレイルに対する対策が重要になると考えられます．刻々と進歩する移植医療の情報を的確に患者さんに提供するため，腎代替療法の選択時に移植医が介入することが適切と考えます．信頼関係を構築するうえでも重要で，どんなに進歩しても信頼をもとに行う医療の根源に変わりはなく，生体ドナーの必要な移植医療においてはさらに高度に要求されるものとなるでしょう．

●引用文献
 1）湯沢賢治，他：腎移植臨床登録集計報告（2014）．移植 49：240-260, 2014

（牛込秀隆）

第7章

SDM とサイコネフロロジー

症例

患者　Aさん，70歳，女性

診断名　#1　慢性腎臓病(CKD4期)　#2　糖尿病　#3　高血圧

家族歴　夫と2人暮らし

経過　50歳で尿糖を指摘され，近医で糖尿病の治療を受けてきた．60歳頃，蛋白尿が出現してきた．最近むくみがひどくなってきたため紹介されてきた．血清クレアチニン値が3.5 mg/dLであり，蛋白尿(3+)で下腿の浮腫(2+)であった．本人は「足はパンパンに腫れてしまった」と訴える．しかし，ぼーっとしているようなのでついてきた夫に聞くと「最近昼夜逆転して，夜中は眠れていないようで，私も困っています」，また前医で「透析になるかもしれないからと言われてから特にひどくなったように思います」とのことだった．利尿薬の増量を指示し，本人に説明すると「眠れないので睡眠薬を処方してほしい」と盛んに訴えた．聞くと「とても辛い」と暗い顔で答えられた．詳しく聞くと，食欲不振や家でぼーっとしていることが多く，家事もやらなくなり，ため息をついていることが多く，近所付き合いも減少していることが判明した．CES-D抑うつ状態自己評価尺度(CSED)を施行すると16点と中等度うつ状態であることが判明し，エスシタロプラム10 mg(選択的セロトニン再取り込み阻害薬の1つ)を投与した．1か月後よく眠れるようになり，家事もよくやれるようになったことが報告された．

1 症例解説

　本症例の場合，抗うつ薬により改善され，話し合いもより進むようになった．

　うつ病の82%に睡眠障害が，半数以上の患者に疲労感が，53〜94%に食欲減退が認められる．もし不眠，疲労感，食欲不振，性欲減退などを訴えてきたときや，身体疾患によって説明できない身体症状(medically unexplained somatic symptoms)を患者が述べたとき，動悸，振戦，消化不良，しびれ，いらいら感，息切れ，発汗，恐れなどの不安障害の身体症状があるとき，および患者に気持ちの辛さについて尋ねたときに「しんどい」などと答えたとき，心理テストでうつ病や不安障害が疑われたときにうつ病を考える[1]．

　腎不全と聞いたときに，どんなにわかりやすい説明をされても聞いたことをうまく理解できない感情やトラウマが生じてしまう．また，SDM時に精神専門家を加えたほうがよく，

表7-1　Patient Health Questionnaire-2（PHQ-2）

ここ2週間に下記の問題が何回ありましたか？	全くない	数日	2週間の半分以上	ほぼ毎日
気分が重かったり，憂うつだったり，絶望的に感じる	0	1	2	3
何かすることにほとんど興味がもてなかったり楽しくない	0	1	2	3

〔National HIV Curriculum：Patient Health Questionnaire-2（PHQ-2）. https://www.hiv.uw.edu/page/mental-health-screening/phq-2 より（2020年7月）〕

うつ症状や不安障害が少ない患者ほどSDMに積極的に参加して選択した治療法に満足をしているとの報告もある[2]．また，米国では透析が導入となったとき，その後半年ごとにソーシャルワーカーが患者をみてうつ病，不安障害，敵意などをチェックすることを勧めている[3]．またうつ病になると思考力や集中力の減退のほか決断が困難となるといわれる．

うつ病や不安障害，認知障害があると，考えに集中できず，医療者の知識と経験も理解できず，自分の意向も話せない状態も生じ，決断ができなくなる可能性が出てくる．うつ病や不安障害では治療選択に影響を与えなかったという報告[4]もあるが，患者の心理精神状態の把握は，傾聴とともにとても重要と考える．

面接の初期にPatient Health Questionnaire-2（PHQ-2，表7-1）[5]を行い，計3点以上ならうつ病の疑いをもち，より詳しい検査や専門家に相談するようにすることが大切となってくる．西村はサイコネフロロジーを「慢性腎臓病（CKD）・透析患者，患者をケア・介護する家族，さらには医療者に生じる心理・社会・行動的な課題を扱う学問領域である」とした[6]．心の問題は患者のQOLに大きな影響を与え，入院や予後にまで悪影響を与えることが知られている．

② 心理的な反応

腎不全と診断された時点で，多くの患者はショックを受ける．そして，その心理的な対応はキューブラー・ロス[7]が示したように①否認（ショックが去ったときに生じ，病気の存在を否認することによって，心配・不安を和らげようする無意識な防御方法．これは自分に起こったことではない，医者が間違っていると思ったりする時期）→②怒り（怒りや不満が自分に向かったり他人に向かう時期）→③取り引き（何かに頼ったり，自分との決めごとで何とか病気を軽くしようとする時期）→④抑うつ（孤独感，悲壮感，絶望感の感情で胸がいっぱいとなり，服薬をしっかりしなくなったり通院を止めたりする時期）→⑤受容（治らないとわかるも何とかでき，喪失感や不安は完全になくならないが，いつの日かそれにも打ち勝つことができるとわかる時期）の形を順にとることが多い．

受容は透析療法によりよく適応し，透析療法から得られる利点を最大限生かす態度となる．しかし受容に達するまでに心理は行き戻りする．そして患者は尿毒症症状や糖尿病などの原疾患による症状や社会的，家庭的な変化に対応・適応していかなければならず，また痒みや疲労感のほかに自分の感じ方や自尊心の喪失，未来に対する不安などの精神的なストレ

スとも立ち向かわなくてはならなくなる．受容が低い CKD 患者では，3 年間の経過観察で透析導入となる率や死亡率が高かったという報告がある[8]．医療者は患者が上記①〜⑤のどのステージにあるのか見極めて対応することが望ましい．しかし，なかなか面接に十分な時間がとれない．また腎臓専門医や看護師も患者の精神的・心理的な変動や状態についての訓練を受けていることが少ないために注意が十分でなく，多くが見逃されている可能性が高い．

　最近，受容はよい面「積極的な受容（active acceptance）」ばかりではなく，負の面「諦めた受容（resigning acceptance）」があることも知られてきた[9]．「積極的な受容」をした患者は否定的で困難な状況を認め，変更できないものをコントロールする無益な試みを止めて，困難にもかかわらず人生の意義や追求する価値のある目標を見出だせる患者であり，「諦めた受容」をした患者は困難な状況を認めて外的な行動を止め，将来について否定的となり希望も失い，すべての分野で受動的になり，諦め，失望，悲しみの感情が支配的になって幸福になれない患者である[10]．「諦めた受容」をした患者は生存期間も短い．医療者は 2 つの受容を見極め，「積極的な受容」の患者に対しては励ましをすればよいが，「諦めた受容」の患者には認知行動療法など専門家の助けを必要とする．

　患者に一番行ってもらいたい社会科学的研究の 1 つが，その病状や社会的変化についての対処（coping）である[11]．対処方法として de Ridder らは心理的適応を促進するために，患者は①可能な限り積極的に活動し続けること，②困難状況の否定や怒りの感情を回避したりごまかしたりしないで認めて，自分の生活をコントロールできるような方法で表現すること，③健康的な食生活や運動および服薬管理などの自己管理を行うこと（しかし時間をかけ努力してもすぐに効果が現れないためか 15〜25% しか新たな健康生活は営まれていない），④病気はすべてが負の面ばかりではないので前向きな結果にも集中するようにする（事実乳がん患者の 60〜85%，関節リウマチ患者の 73%，心筋梗塞患者の 58% に病気後，何か 1 つ前向きな変化を認めていた）こと，を挙げている[12]．

③ 精神的苦痛

　以上のように CKD 患者における精神的苦痛（psychological distress）の頻度は高く，その原因は多次元的で，うつ病ばかりでなく不安障害，ストレス，パニック障害が含まれ，神経精神障害として認知障害がよく認められる．ここではうつ病，不安障害，認知障害について述べる．なかでもうつ病は発症頻度が一番高い．その理由として，①CKD に関連した神経筋症状，消化器症状，性機能障害，慢性疼痛，疲労，睡眠障害などの生理的・身体的な負担，②生命維持に必要であることと理解している複雑な治療法の遵守，③病態や治療にかかわるストレスによる仕事場，家庭，社会への悪影響，④施設血液透析患者では他患者の状態悪化をみて，それが自分に起こるような感じでみているような「emotional contagion（感情伝染）」，などが挙げられている[13]．

　また腎不全になるまでに多くの患者は，腎機能，健康，性機能，家族の立場，仕事上の立場，使える時間の自由さなどにおけるそれぞれの喪失，また財政的な損失などのさまざまな「喪失」を経験している．喪失はうつ病の原因の 1 つであると考えられている[14]．喪失は自らで

コントロールできなくなることが多く，自己概念の変化を促し，自己肯定感(self-esteem)の低い人はうつ状態になりやすくなる[15].

4 うつ病の症状

うつ病の症状としては悲壮感，無価値感，睡眠障害，食欲減退，日常の活動や趣味に関心がもてなくなる，性欲減退などがおおむね2週間以上続くと診断される．しかし，尿毒症症状としての疲労感，食欲減退，睡眠障害などにうつ病の症状が重なり診断が難しくなる．事実うつ病を患っている患者のほうが，患っていない患者に比べより高いeGFRで透析導入がされていた[16].　うつ状態は患者のQOLを低下させ，入院回数を増加させ，予後を悪化させることが知られている．うつになると水分や食事の指示に従わなくなり，透析間体重増加量は増し，服薬不履行はうつでない状態に比べ3倍近く悪くなる[17].

5 うつ病の頻度

透析前CKDの患者で精神科医が診断したうつ病を発症している患者は21%おり，その患者の透析導入となる率はうつ病を発症していない患者の3.5倍高かったとの報告[18]や，また透析導入期のうつ病患者は44%に認められ，これは透析導入という大きなストレスが加わったための発症であると報告[19]されている．また腹膜透析(PD)開始時は，尿毒症や生活のスタイルが変化するときなどでうつ病や不安障害の頻度はそれぞれ39.6%，23.6%と高く，しかもその頻度はPDを開始して1年間変わらなかった[20].

一方，うつ病の傾向が強い患者にタッチコンタミネーションによる腹膜炎発症頻度が高いことが知られている[21].　これはうつ病や不安障害が強いときに，新たな腹膜透析の手技訓練が始まるために，手技の覚束なさが認められるためではという意見がある[22].　透析導入時うつ症状があった患者の予後は不良で，透析中止入院回数が多く，入院日数は長かったと報告されている[19,23].

透析中の患者では，うつ病は一般人口の5倍以上である，透析患者の20〜30%に認められるとされる[24].　日本での透析患者のうつ病はDOPPSの報告によると，うつ病のスクリーニングテストではほぼ他国と同様に40%の頻度であるが，医師が診断したうつ病は2%と低く，見逃されかつ適切に対処がなされていないことが指摘されている[25].

6 うつ病の診断と検査[26]

気分障害は，その使用された検査方法〔ベックうつ病質問票(Beck Depression Inventory；BDI)とPatient Health Questionnaire(PHQ-9)とCES-D抑うつ状態自己評価尺度(Center for Epidemiologic Studies Depression scale；CES-D)など〕とその検査で陽性と考えられたカットオフ値が異なっているため，また対象患者の状態(例えば透析導入直後なのか，しばらく時間が経っているか)によって頻度がさまざまである．

BDIは総合得点63点で9点以下は抑うつ状態なし，10〜15点は軽度うつ状態，16〜23

点は中等度うつ状態，24点以上は重症抑うつ状態とされる．透析患者では14点以上で専門家に紹介するとされているが，BDIで11点以上の患者では訓練された精神科専門医の面接による診断と85%が一致していたとの報告もある[27]．

PHQ-9は9つの米国の精神疾患の診断・統計マニュアル(DSM-5)の基準に沿って各項目0(全くない)から3(ほとんど毎日)で点数をつけ，10点以上がうつ病と診断されている．CES-Dは気分や身体症状，他人とのかかわり，活動性からなる20項目で計0点から60点となり，18点以上がうつ病を考えるとなっている．

しかし一番確かなうつ病の基準は，診断の客観性をより高めたDSM-5に基づいた専門家による構造化面接による診断である．

⑦ うつ病の発生機序

うつ病の原因はまだ不明である．しかし脳内のセロトニン，ノルアドレナリン，ドパミンなどモノアミンの神経伝達物質(monoaminergic neurotransmitters)の機能低下が考えられている．うつ病発症危険因子は女性，離婚，うつ病の既往，外傷例，ストレスレベルが高いとき，第一度の近親者にうつ病がいることが挙げられている[28]．

多くのストレスは交感神経と視床下部-下垂体-副腎系(HPA axis)を過剰に刺激することで高血圧，炎症反応の亢進，自律神経系の不調，血小板機能異常，内皮細胞の機能異常，内臓脂肪増加およびインスリン抵抗を生じる(図7-1)．うつ病は免疫能に影響し，特に細胞性免疫能を低下させる．視床下部-下垂体-副腎系の連続する刺激はインターロイキン6や腫瘍壊死因子などの炎症サイトカインを上昇させ，栄養状態の低下にも関連し，腎不全患者の予後不良に関与している[29,30]．

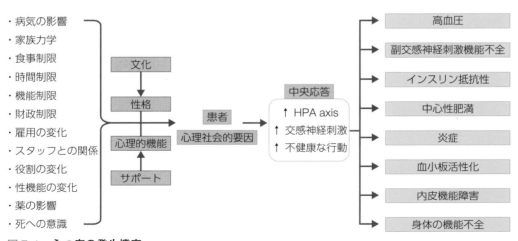

図7-1　うつ病の発生機序
〔McKercher C, et al：Psychosocial factors in people with chronic kidney disease prior to renal replacement therapy. Nephrology(Carlton)18：585-591, 2013 より〕

8　うつ病の具体的な治療法とその成績

A・治療方針の立て方

　身体症状の改善が精神症状を改善させることがあるので，まず身体症状を改善させるために努力する．頻回透析はうつ症状を改善しなかったが，メンタルヘルスを改善させた報告[1]があるので，透析方法の変更や回数を検討する．また腎不全と透析患者の心理に詳しいリエゾン精神科医は非常に少なく，透析患者には不適切な薬や多量の薬が処方されたりすることも稀ではないとされる[1]．それゆえ初期治療は透析医療者によることが多いがその場合，透析医（可能であれば精神科医），看護師，ソーシャルワーカー，薬剤師，臨床工学技士を加えた多職種によるチームで患者を診ていくことが望ましく，薬物療法と心理療法が基本となる[17, 31]．

　なかでも認知行動療法（cognitive behavioral therapy；CBT）はうつ状態にある患者のうまく働かない認識，否定的な感情，不適応な行為を変えるための治療介入であるが，これがうつ症状と患者のQOL，睡眠や水分管理を改善させたとの報告がある[28]．また運動療法がうつ症状を改善させたとの報告もある[22]．しかし，うつ病を治療して腎不全の予後が改善したとの報告はまだない[32]．

B・生活指導

　透析療法の説明をするときに，精神的に落ち込むことがある旨を伝えておいたほうがよい．そうすると患者のほうから，うつ状態であることを医療者に伝えやすくなり，治療などが受けやすくなる．うつ病の症状であることを本人に説明し，休養と抗うつ薬が治療の基本であることを話し，時間がかかるかもしれないが回復することを保障する．

　患者の周囲の人には，病気であることを理解してもらい，安易に励まさない，気晴らしを勧めない，服薬に協力するようお願いする[1]．不安症の患者には定期的に運動すること，よい睡眠をとること，カフェインやタバコを避け，アルコールの過剰摂取はやめる[32]ことを勧める．

C・薬物療法

　European Renal Best Practiceガイドラインでは中等度大うつ病性障害と診断した場合，抗うつ薬を投与する[33]．その場合，選択的セロトニン再取り込み阻害薬（selective serotonin reuptake-inhibitor；SSRI）を第1選択と勧めており，8〜12週投与して効果があるかを確かめて，薬の投与継続か否かを決定するとしている[33]．堀川は，SSRIは肝代謝性で透析患者でも比較的安全に投与できるが，排泄が遅延し，血漿蛋白が減少して遊離型の薬が増加するので，常用量下限の処方か常用量の2/3以上を投与しないことを勧めている[1]．

　ただし40%近くの患者がうつ病の治療を望まないことが問題である[1]．日本の場合，うつ病と診断されることが社会的不名誉と考えられることがあり，あまり診断・治療がなされていない．代わりに抗うつ薬ではなくベンゾジアゼピンが投与されており，死亡に関連していることが危惧されている[34, 35]．

⑨ 不安障害の症状と頻度

　不安障害は，強力な恐怖，不確かさ（uncertainly），怖い予想など（表7-2）から生じて，少なくとも6か月は続き，治療なしには悪化する．しかし不安障害とCKDとの関連についての検討は，うつ病とCKDの検討に比べ少ない．不安障害は末期腎不全患者の12〜52%に認められている[36]．また不安障害も透析患者の死亡率と入院回数と入院日数に関与することが示され[37]，患者のQOLの感じ方に否定的に影響を及ぼし，患者の非理性的な行動やスタッフや医師との対立を起こすような行動と関係するとされる[38]．

　医療者側にとって「困った患者」のなかに抑うつ・不安障害の患者が見逃されている可能性がある．不安障害の診断に有効性が認められているのは，HAD尺度（Hospital Anxiety and Depression scale）による14点以上であり，Mini International Neuropsychiatric Interview（MINI，精神疾患簡易構造面接法，日本版）やBeck's Anxiety Inventory（BAI，ベック不安インベトリー），Generalized Anxiety Disorder 7 inventory（GAD-7，全般性不安障害，日本版）で簡易的にみていくことが可能である[26]．

A・病因

　不安障害は感情を司る扁桃体の働きが強くなり，不安に関係する神経伝達物質〔セロトニン，GABA（γアミノ酪酸）など〕の活性が異常となった状態であり，苦痛を逃避する感情，恐怖，不安定が6か月以上続き患者が苦しんで生活に支障をきたすような疾患である．パニック障害や社会不安障害，恐怖症（閉所恐怖症，高所恐怖症など），心的外傷後ストレス障害（PTSD）が含まれ，治療を受けないと悪化する[38]．うつ病の50%以上に不安障害が合併し，合併患者は不安障害のないうつ病に比べ，治療抵抗性であることが知られている[28]．

B・薬物療法

　抗不安薬としてベンゾジアゼピンが投与されることがあるが，長期間投与による死亡との関連，また眠気や転倒リスクがあるので避けたい．不安障害の治療もSSRIが第1選択として勧められている[39]．また認知行動療法（CBT）の有効性も知られている[40]．

表7-2　不安障害の症状

・めまい・頭重感	・回避
・動悸	・手の震え
・混乱・不安定	・呼吸困難
・消化不良	・発汗/冷汗
・しびれ/疼き	・コントロールを失うことへの恐怖
・緊張	・死ぬことへの恐怖

⑩　認知障害

　現在日本の透析患者の約 68% は 65 歳以上であり，75 歳以上が 35% 以上を占める．透析医療はまさに高齢者医療となっていて，高齢とともに認知機能の低下が生じることが知られている[41]．さらに CKD が認知障害の危険因子であることが，検査方法が異なるなど違いはあるが多くの報告でわかってきた[42]．ミニメンタルステート検査(Mini Mental State Examination；MMSE)や修正ミニメンタルステート検査では 30～60% に認知障害が認められた[42]．アルブミン尿と CKD の重症度が高くなるほど認知障害も悪くなる[43]．PD 患者では，血液透析患者より認知機能の保持がよいことが知られている[44]．認知障害は自己決定力や治療にかかわり，水分量や食事制限やリン吸着剤の変更など治療法の変化を遵守することなどに悪影響を及ぼす．また入院と死亡のリスクが高く，QOL を損ねることが知られている[45]．

⑪　腎と脳連関

　CKD 患者に認知障害が多いのは，腎臓と脳の血管床が解剖学的にも血行動態的にも類似しており，脳の小血管障害が生じやすいからと考えられている．①CKD では脳血管障害や心臓血管病のリスクが高く，またそれを発症しやすい糖尿病，高血圧，脂質異常症も併発している．②ホモシステイン血症や止血や凝固異常が多い．③CKD は酸化ストレスや炎症反応が高いことが認められるが，それが認知障害や認知症の発症に関連している．④CKD に

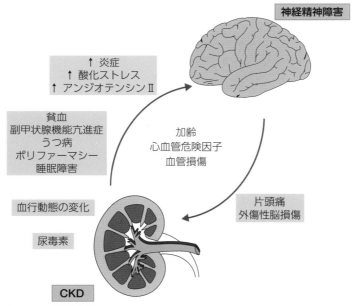

図 7-2　脳腎連関
(Simões E, et al：Neuropsychiatric disorders in chronic kidney disease. Front Pharmacol 10：932, 2019 より改変)

よく認められる貧血，副甲状腺機能亢進症，睡眠障害，うつ病，ポリファーマシーが認知障害に関係している（図7-2）[46]．⑤血液透析患者では水分過剰による低酸素血症，尿症物質の変動（例えば4-ヒドロキシフェニル酢酸が認知障害に関与か），水分および浸透圧の変化や炎症反応が加わる（図7-2）．

⑫ 認知障害のスクリーニング

　日本では長谷川式認知症スケールがよく使われる．見当識や記憶など9項目の検査で，30点満点中で20点以下の患者を認知症の疑いが高いと判断する．ミニメンタルステート検査（MMSE）は世界中で使用されている認知症のスクリーニング検査で，評価項目は11問からなり，30点満点中21点以下で認知症の疑いとする．

⑬ 認知障害の治療[47]

　CKD関係の認知障害は予防が一番の治療となる．CKDの初期であれば，高血圧や血糖や脂質のコントロールは脳血管障害を防ぎ，認知障害発症予防となる．CKDが中等度まで進んだ症例では，アンジオテンシン変換酵素阻害薬やアンジオテンシンⅡ受容体拮抗薬を使用し，アルブミン尿の減少を図り降圧するのも認知障害の発症を遅くする．

　血液透析による低血圧によって生じる脳血流の減少が認知障害に関連しているが，深部体温より0.5℃透析液温度を下げた治療では大脳白質病変進行が通常温度群と比べ抑えられ，透析中の血圧低下が少なかったと報告された[48]．透析液温度を下げた透析が認知機能の維持に効くかもしれない．

●引用文献
1) 堀川直史：精神疾患と疲労感．臨床透析 31：1497-1504, 2015
2) Robinski M, et al：The Choice of Renal Replacement Therapy（CORETH）project：dialysis patients' psychosocial characteristics and treatment satisfaction. Nephrol Dial Transplant 32：315-324, 2017
3) K/DOQI Workgroup：K/DOQI clinical practice guidelines for cardiovascular disease in dialysis patients. Am J Kidney Dis 45：S1-S153, 2005
4) Bezerra CIL, et al：Decision-making process in the pre-dialysis CKD patients：do anxiety, stress and depression matter? BMC Nephrol 19：98, 2018
5) National HIV Curriculum：Patient Health Questionnaire-2（PHQ-2）. https://www.hiv.uw.edu/page/mental-health-screening/phq-2（2020年7月）
6) 西村勝治：サイコネフロロジー　今日的課題と展望．透析医会誌 34：476-483, 2019
7) エリザベス・キューブラー・ロス（著），川口正吉（訳）：死ぬ瞬間（On Death and Dying）．読売新聞社，1971
8) Chiang H, et al：Effects of acceptance of disability on death or dialysis in chronic kidney disease patients：a 3-year prospective cohort study. BMC Nephrol 16：202, 2015
9) Chan R：The effect of acceptance on health outcomes in patients with chronic kidney disease. Nephrol Dial Transplant 28：11-14, 2013
10) Nakamura YM, et al：Acceptance as a coping reaction：adaptive or not? Swiss J Psychol 64：281-292, 2005

11) Schipper K, et al：Coping, family and mastery：Top priorities for social science research by patients with chronic kidney disease. Nephrol Dial Transplant 26：3189-3195, 2011

12) de Ridder D, et al：Psychological adjustment to chronic disease. Lancet 372：246-255, 2008

13) Choi NG, et al：Health care utilization among adults with CKD and psychological distress. Kidney Med 1：162-170, 2019

14) Chan R, et al：The effects of kidney-disease-related loss on long-term dialysis patients' depression and quality of life：Positive affect as a mediator. Clin J Am Soc Nephrol 4：160-167, 2009

15) Sowislo J, et al：Does low self-esteem predict depression and anxiety? A meta-analysis of longitudinal studies. Psychol Bull 139：213-240, 2013

16) Hedayati SS, et al：Association between major depressive episodes in patients with chronic kidney disease and initiation of dialysis, hospitalization, or death. JAMA 303：1946-1953, 2010

17) Shirazian S, et al：Depression in chronic kidney disease and end-stage renal disease：similarities and differences in diagnosis, epidemiology, and management. Kidney Int Rep 2：94-107, 2017

18) Watnick S, et al：The prevalence and treatment of depression among patients starting dialysis. Am J Kidney Dis 41：105-110, 2003

19) Lacson E Jr, et al：Depressive affect and hospitalization risk in incident hemodialysis patients, Clin J Am Soc Nephrol 9：1713-1719, 2014

20) Mok MMY, et al：A Longitudinal Study on the Prevalence and Risk Factors for Depression and Anxiety, Quality of Life, and Clinical Outcomes in Incident Peritoneal Dialysis Patients. Perit Dial Int 39：74-82, 2019

21) Troidle L, et al：Depression and its association with peritonitis in long-term peritoneal dialysis patients. Am J Kidney Dis 42：350-354, 2003

22) Lew SQ, et al：Psychosocial factors in patients with chronic kidney disease：quality of life and psychological issues in peritoneal dialysis patients. Semin Dialysis 18：119-123, 2005

23) Lacson E Jr, et al：Depressive symptoms associate with high mortality risk and dialysis withdrawal in incident hemodialysis patients. Nephrol Dial Transplant 27：2921-2928, 2012

24) Tsai YC, et al：Association of symptoms of depression with progression of CKD. Am J Kidney Dis 60：54-61, 2012

25) Lopes AA, et al：Screening for depression in hemodialysis patients：associations with diagnosis, treatment, and outcomes in the DOPPS. Kidney Int 66：2047-2053, 2004

26) King-Wing Ma T, et al：Depression in dialysis patients. Nephrology 21：639-646, 2016

27) Finkelstein FO, et al：Depression in chronic dialysis patients：Assessment and treatment. Nephrol Dial Transplant 15：1911-1913, 2000

28) Park LT, et al：Depression in the primary care setting. N Engl J Med 380：559-568, 2019

29) McKercher C, et al：Psychosocial factors in people with chronic kidney disease prior to renal replacement therapy. Nephrology(Carlton)18：585-591, 2013

30) Cukor D, et al：Psychosocial aspects of chronic disease：ESRD as a paradigmatic illness. J Am Soc Nephrol 18：3042-3055, 2007

31) Riezebos RK, et al：The association of depressive symptoms with survival in a Dutch cohort of patients with end-stage renal disease. Nephrol Dial Transplant 25：231-236, 2010

32) Cukor D, et al：Anxiety and quality of life in ESRD. Semin Dial 26：265-268, 2013

33) Nagler EV, et al：Antidepressants for depression in stage 3-5 chronic kidney disease：a systematic review of pharmacokinetics, efficacy and safety with recommendations by European Renal Best Practice(ERBP). Nephrol Dial Transplant 27：3736-3745, 2012

34) Fukuhara S, et al：Symptoms of depression, prescription of benzodiazepines, and the risk of death in hemodialysis patients in Japan. Kidney Int 70：1866-1872, 2006

35) Winkelmayer WC, et al：Benzodiazepine use and mortality of incident dialysis patients in

the United States. Kidney Int 72：1388-1393, 2007

36）Murtagh FE, et al：The prevalence of symptoms in end-stage renal disease：a systematic review. Adv Chronic Kidney Dis 14：82-99, 2007

37）Schouten RW, et al：Anxiety symptoms, mortality, and hospitalization in patients receiving maintenance dialysis：a cohort study. Am J Kidney Dis 74：158-166, 2019

38）Cohen SD, et al：Anxiety in patients treated with hemodialysis. Clin J Am Soc Nephrol 11：2250-2255, 2016

39）Bandelow B, et al：Guidelines for the pharmacological treatment of anxiety disorders, obsessive-compulsive disorder and posttraumatic stress disorder in primary care. Int J Psychiatry Clin Pract 16：77-84, 2012

40）Natale P, et al：Psychosocial interventions for preventing and treating depression in dialysis patients. Cochrane Database of Systematic Reviews CD004542, 2019

41）Madero M, et al：Cognitive function in chronic kidney disease. Semin Dial 21：29-37, 2008

42）Etgen T, et al：Chronic kidney disease and cognitive impairment：a systematic review and meta-analysis. Am J Nephrol 35：474-482, 2012

43）Kurella TM, et al：Kidney function and cognitive impairment in US adults：the Reasons for Geographic and Racial Differences in Stroke（REGARDS）Study. Am J Kidney Dis 52：227-234, 2008

44）Wolfgram DF, et al：Risk of dementia in peritoneal dialysis patients compared with hemodialysis patients. Perit Dial Int 35：189-198, 2015

45）O'Lone E, et al：Cognition in People with end-stage kidney disease treated with hemodialysis：a systematic review and meta-analysis. Am J Kidney Dis 67：925-935, 2016

46）Simões E, et al：Neuropsychiatric disorders in chronic kidney disease. Front Pharmacol 10：932, 2019

47）Drew DA, et al：Cognitive Impairment in CKD：Pathophysiology, Management, and Prevention. Am J Kidney Dis 74：782-790, 2019

48）Eldehni MT, et al：Randomized clinical trial of dialysate cooling and effects on brain white matter. J Am Soc Nephrol 26：957-965, 2014

（伊丹儀友）

第 8 章

多職種で取り組む SDM

慢性腎臓病患者や家族にとって腎代替療法の選択は，今後の療養生活や人生に影響することとして，大きな意思決定となる．血液透析は週3回一定の医療機関において生涯継続しなければならない治療であり，高齢患者であれば週3回の通院の介助が必要となる場合があり，就業中の患者であれば仕事への時間的影響は避けられない．腹膜透析では，腹膜カテーテルの留置がまずは必要であり，透析を行うために必要な手技を自分自身で獲得し，安全で適切な治療のために高いセルフマネジメント能力が求められる．高齢の患者であれば治療をアシストできる家族や医療職の存在が必要となることも多い．また，腹膜透析に必要な機器・器具・薬液などを自宅に設置し管理しなければならない．生体腎移植の場合，まずはドナーが必要であり，ほかの治療法に比べて術後の生活上の制約は少ないが，術後免疫抑制薬の服用を継続するので特に感染予防や食事などのセルフケアが必要になる．このようにどの腎代替療法を選択しても，患者や家族などの暮らしに大きく影響することとなる．

2018年の透析患者へのアンケート調査[1]によると，透析が必要となったとき，医療従事者に判断を任せた（31.2%），医療従事者の説明を聞いて自分で決めた（30.5%），医療従事者と相談して一緒に決めた（33.2%）であった（図8-1）．「医療従事者に判断を任せた」と答えた方の85%が血液透析を選び，「一緒に決めた」「自分で決めた」と答えた方はより腹膜透析を多く選んでおり，血液透析を選んだ方はそれぞれ64，54%であった（図8-2）．また，透析が必要と言われたとき不安に思ったことでは，「透析治療によって日常生活がどのように変わるのか」が最も多く82.9%，次いで「今まで通り仕事や家事を続けることができるのか」，「体調がどう変化するのか」，「食事制限はどのように変わるのか」が50%を超え，漠然とした不安，副作用，家族への負担が続く（図8-3）．患者が不安に思い確認したいことの多くは，治療によって暮らしがどのように変化するのかという点であることがわかる．患者や家族などの気がかりにフォーカスを当てたかかわりによって意思決定を支援する必要がある．

質が高く，安心・安全な医療を求める患者・家族の声が高まる一方で，医療の高度化・複雑化に伴う業務の増大など医療の在り方が根本的に問われるなか，「チーム医療」はわが国の医療の在り方を変えうるキーワードとして示された．2010年3月厚生労働省は「チーム医療の推進について」[2]において，チーム医療とは「医療に従事する多種多様な医療スタッフが，各々の高い専門性を前提に，目的と情報を共有し，業務を分担しつつも互いに連携・補完し合い，患者の状況に的確に対応した医療を提供すること」と表現した．また「各医療スタッフの知識・技術の高度化への取組や，ガイドライン・プロトコール等を活用した治療の標準化の浸透などが，チーム医療を進める上での基盤となり，様々な医療現場でチーム医療の実践

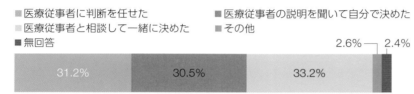

図 8-1　**透析が必要となったとき，どのように治療法を決めましたか？**
〔NPO 法人腎臓サポート協会　2018 年会員アンケート結果報告. https://www.kidneydirections.
ne.jp/wp-content/themes/kidney-web/pdf/report/report_result_2018.pdf（2020 年 7 月）より〕

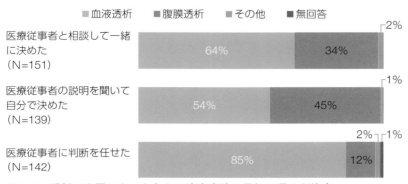

図 8-2　**透析が必要になったときの決定方法×最初に選んだ治療**
〔NPO 法人腎臓サポート協会　2018 年会員アンケート結果報告. https://www.kidneydirections.
ne.jp/wp-content/themes/kidney-web/pdf/report/report_result_2018.pdf（2020 年 7 月）より〕

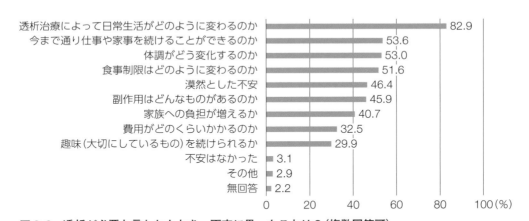

図 8-3　**透析が必要と言われたとき，不安に思ったことは？（複数回答可）**
〔NPO 法人腎臓サポート協会　2018 年会員アンケート結果報告. https://www.kidneydirections.ne.jp/wp-content/
themes/kidney-web/pdf/report/report_result_2018.pdf（2020 年 7 月）より〕

が始まっている．患者・家族とともにより質の高い医療を実現するためには，1 人 1 人の医療スタッフの専門性を高め，その専門性に委ねつつも，これをチーム医療を通して再統合していく，といった発想の転換が必要である」とした．この報告を機に多職種によるチーム医療が推進されている．

① 多職種連携による腎代替療法選択支援の実際

　医療機関における腎代替療法選択支援にかかわる職種を挙げてみる．医師，看護師（CKD看護師，透析看護師，PDナース，移植コーディネーター），臨床工学技士，薬剤師，栄養士，心理士，医療ソーシャルワーカー（MSW）など．

② 腎代替療法選択支援の決定と準備の時期

　医師は，患者の病状や病期から腎代替療法についての説明を開始する時期を決め，腎代替療法選択支援のスタートを決定し，CKD看護師にその方針を伝える．患者には腎代替療法選択支援外来の予約と，次回受診時にはキーパーソンとなる家族とともに受診することを勧める．

　CKD看護師は，医師からの腎代替療法選択支援スタートの連絡を受け，次回腎代替療法選択支援外来への予約を確認し，患者の病歴など患者情報を診療録や主治医，他の外来看護師などより収集する．可能であればこの患者の腎代替療法についての主治医の考えも確認のうえ今後の支援について相談し，「患者にとっての最善の意思決定」となることを共有する．

　患者がすでに腎代替療法について想定できているようであれば，このとき治療法に関するパンフレットや，話し合いを促進するための冊子「腎臓病　あなたに合った治療法を選ぶために」（付録②参照→161頁）などを事前に渡すこともできる．ただし，腎代替療法を受けることを十分理解し受容できていない場合のほうが多いので，拙速に進めないよう注意する．この時期は，主に医師と看護師（CKD看護師や外来看護師）との連携がスタートする．

③ 初回腎代替療法選択支援外来（初回面談）

　主治医とCKD看護師が同席してスタートすることが望ましく，看護師は患者や家族などと初対面であれば自己紹介をするが，腎代替療法に拒否的な場合は「透析室看護師の○○です」など「透析室」という言葉を使うことにも配慮が必要であるので注意する．また，家族などが同行してくれたことに対する感謝と労い，患者・家族などの緊張や不安感などに共感する言葉かけと態度によって，医師・看護師との関係性をできるだけ早く築くコミュニケーションが必要である．

　医師は，腎代替療法が必要な病状（腎臓の機能や腎不全など）やその時期の予測を伝える．どのくらいの猶予があるのかなど，患者が恐怖心を抱きすぎない配慮が必要である．次に，選択できる治療法（血液透析，腹膜透析，腎移植）や，その患者の病状に合っていると考える治療法についてわかりやすく説明する．

　看護師は，患者・家族などの表情や質問から，そのときの患者や家族の感情や理解の状況を確認しながら，医師の説明を平易な言葉に変換するなどして説明を補足する．また医師の医学的な説明を聞きながらも，多くの場合，患者が生活における気がかりな点や，大切にしていることなどがうかがえることがあるので，慎重に傾聴する．さらに「腎代替療法を行わないとどうなるか？」も多くの方が質問するので，保存的腎臓療法（conservative kidney management；CKM）の説明も状況に応じて必要となるため，準備しておく．

　医学的な説明を一度で理解することは困難であることを前提に，看護師は医師の説明後，理解の程度を確認する質問をし，患者の言葉で答えられるよう促す．患者の回答に応じて再び必要な説明を補足する．

　多くのCKD患者は，長い療養生活を送ってきて現在がある．これまでの療養生活継続の大変さを労い，診断からこれまでのさまざまな病期，生活上の課題を1つひとつ乗り越えてきたこと，それを支えてきた家族への承認が重要である．黒江は「慢性の病気は，病気に伴う症状や状態のみならず，治療方法も個人の身体的安寧に影響を与え，かつ生活史上の満足や毎日の生活活動にも影響を与える．病みの行路は，病気である個人が人生において何を大切にしているかによって異なるものとなる」としている[3]．腎不全患者が，人生における次のステージの治療を選択するということは，まさにこれからの生活や人生に焦点を当て，どのように生きていくのかを選択することになる．この場面で医療者は，腎不全患者が長い療養生活のなかで，家族など大切な人たちとどのように病いと向き合い，日常生活や仕事などを営んできたのか，その歴史を振り返る「語り」を，否定や意見を述べることなく肯定しながら傾聴する必要がある．患者の語りのなかで表出されるさまざまな感情にフォーカスを当て，あたかも自分のことであるかのように共感する．このようなかかわりが患者の価値やこれまでの病みの行路を認めることとなる．そして，患者は自分の人生を決めるのは自分であると理解が進むこととなる．

　暮らしや価値観，信条にかかわるような言葉については特に十分掘り下げて確認し，治療法と暮らしとを結び付けられるようにする．

　初回面談終了時には，SDMにより「患者にとって最善の意思決定」をともに進めることを約束し，パンフレットや冊子を渡し，自宅で家族などとゆっくり話し合うことを勧め，次回の面談を予約する．

④ 初回腎代替療法選択支援外来（初回面談）の振り返りと次回以降の準備

　医師とCKD看護師で，患者の病状や生活の背景や気がかり，暮らし方，大切にしていること，理解力などを話し合い，次回以降の面談に向け方向性を確認する．場合によっては再度医師の説明も必要であり，CKD看護師は患者や家族などが興味をもった治療法に応じて，透析看護師やPDナース，移植コーディネーターなどに連絡をする．血液透析治療に関しては実際の治療の様子の説明や見学などの依頼，腹膜透析治療であればPDナースによる腹膜カテーテルや生活のなかでの治療の流れ，臨床工学技士には自宅での器機や薬液の管理などについて説明の準備を依頼する．腎移植については，専門性がさらに高いため，移植コーディネーターなど移植を担当する看護師への連絡，薬剤師には免疫抑制薬に関する説明の依頼など，調整と想定する準備を行う．

　また，どの治療においても生活のなかで食事に関することは重要であるため，管理栄養士には次回以降の面談への同席を依頼し，さらにそれぞれの治療の治療費や，自己負担額，公的補助などの説明にはMSWにも参入してもらうなど，看護師は各職種の得意な領域に力を発揮してもらう調整役となることが求められている．

⑤ 2回目以降の腎代替療法選択支援外来（面談）

　腎代替療法選択のための意思決定は，前述のように患者や家族などの暮らしにかかわる重要な決定となるため，さまざまな事柄，個別的な事項を考慮し，必要な職種が参加した支援が求められる．自施設に療法選択支援のために必要な職種・人材がすべてそろっていない場合は，地域包括ケアシステムのなかでの施設を超えた連携が必要となる．地域のなかでのネットワークを日頃から整備するための連携も重要である．

　意思決定のためのSDMは患者ごとにさまざまなプロセスを踏むこととなる．時間をかけ繰り返しかかわる覚悟と物理的な時間や場所の問題などにも対応する．場合によっては医療従事者だけでなく在宅での生活支援者やケア担当者なども含め，まさに多職種の専門性を発揮したかかわりが重要となる．

⑥ 多職種連携と課題

　腎代替療法選択支援においては，常に医師がチームリーダーとは限らず，患者の状況や希望に応じてメンバー（多職種）が必要なときに必要な知識や技術を主体的に提供し，リーダーシップを発揮することによって，患者にとって最善の意思決定支援ができるのではないかと考える．

　研究開発チームの業績を高めるための研究でシェアド・リーダーシップについて報告されている[4]．石川はシェアド・リーダーシップを「チームメンバー間でリーダーシップの影響力が配分されているチーム状態」と定義している．「必要な際に必要なリーダーシップをメンバーのそれぞれが発揮している状態で，シェアド・リーダーシップの度合いが高いチームとは，リーダーを含むチームのメンバーそれぞれが，チーム目標達成に向けて必要なリーダーシップを双方的に発揮している状態である」としている．このシェアド・リーダーシップは，ルーチン的なタスクをこなす状況ではなく，タスク不確実性が高い場合に効果が高まるとも報告されている．これらのことから患者1人ひとりにさまざまな状況があり，それに多職種が柔軟に対応することをめざす腎代替療法選択支援には，シェアド・リーダーシップの考え方が適合すると思われる．

　腎代替療法選択にかかわる専門職の，その支援にあたっての最終目標は「患者本人の意思が最も尊重され，本人の希望する生が全うできるよう，そのときその人にとっての最良の意思決定となること」である．しかし目標は共有していても，それぞれの専門性によって問題の捉え方や判断とその根拠は異なることがある．多職種によるチーム活動では，それぞれの専門職のもつ価値観に相違がみられることも多く，解決策検討の場面で各職種が自分の得意な領域から問題を捉え，それぞれの専門職のもつ価値観が正しく，他職種の価値観が間違っていると感じてしまうことによる対立が時に発生する．そのため教育背景や得意・不得意が異なるという共通の認識や，多職種への理解と尊重が重要である．共通の目的をもった異なる価値観をもつ多職種が，その専門性を発揮しようとすることは，1人の患者を異なる側面からみることができるという大きなメリットとなる．

　チームでの目標達成には，チームメンバーが一堂に集まり，共通目標を再認識し，かかわった内容や患者・家族の反応などを共有し，自由に意見を発言し，相互理解を深めるチームカンファレンスが重要である．さらに多職種連携の強化には，顔が見える関係性，役割分担と補完的協働，共通の言語，いつでも連絡が可能などがキーワードとなるだろう．

　多職種チームによる SDM のプロセスを進める活動によって，患者が「最善の意思決定ができた」と感じ「選択した腎代替療法とともに生き生きと暮らすことができている」ということは，チームにとって最高のアウトカムであり，チームメンバー全職種にとって大きな達成感となりヒューマンケアの醍醐味を感じることができるはずである．

●引用文献
1）NPO 法人腎臓サポート協会　2018 年会員アンケート結果報告. https://www.kidneydirections. ne.jp/wp-content/themes/kidney-web/pdf/report/report_result_2018.pdf(2020 年 7 月)
2）厚生労働省：チーム医療の推進について(チーム医療の推進に関する検討会報告書). 2010. https://www.mhlw.go.jp/shingi/2010/03/dl/s0319-9a.pdf(2020 年 7 月)
3）一般社団法人日本腎不全看護学会：腎不全看護　第 5 版. p271, 医学書院，2016
4）石川　淳：研究開発チームにおけるシェアド・リーダーシップ：チーム・リーダーのリーダーシップ，シェアド・リーダーシップ，チーム業績の関係. 組織化学 46：67-82, 2013

（内田明子）

COLUMN

SDM により選択された治療法を実現するための
地域連携システム構築の重要性

症 例

患者　89 歳，女性
診断名　#1　高血圧　#2　2 型糖尿病　#3　CKD ステージ G5A3（左腎高度萎縮）
既往歴　80 歳時：脳出血（軽度右麻痺，杖歩行），88 歳時：腰椎（L1）圧迫骨折
経過　患者は高血圧，2 型糖尿病，左腎高度萎縮に関連した慢性腎臓病の状態であった．開業医で保存治療が行われたが腎不全が進行し末期腎不全に至ったため，別の開業医（在宅療養支援診療所，現在のかかりつけ医）に紹介された．かかりつけ医より腎代替療法について話されたところ，腹膜透析（PD）に興味をもたれたため，X 年 4 月に当院へ紹介された．

　患者は脳出血，腰椎圧迫骨折の既往があり，要介護 3 の認定を受け，長女・三男と同居していた．家族は日中仕事に出かけ，患者は平日週 5 日のデイケアを利用していた．年に 1 回旅行に行くことが楽しみで，治療時間を調節しやすい PD に興味をもった．当院で PD のバッグ交換手技を見学したところ難しい手技である印象を受けた．しかし，家族からはやったらどうかと前向きな声掛けがあり，最終的に PD を選択された．

　外来にて，1 手技 1 枚で作成したバッグ交換手順書を用いて指導を行ったが，手順書を見ることができず，終始見守り，誘導が必要であった．また握力が弱く，キャップキットの開封や透析液の隔壁開通，プライミング時のストッパーを折ることができなかった．さらに注液量の調整をタイミングよく行うことも困難であった．そのため，訪問看護やかかりつけ医の往診を含めた assisted PD を計画した．

　自宅近くの PD サポートが可能な訪問看護ステーションに連携をお願いした．当院外来にて，訪問看護ステーションの看護師とデイケアの看護師に，バッグ交換手技，出口部の観察やケア，シャワー浴の方法について指導を行った．

　X 年 6 月に SMAP 法にて PD カテーテル挿入術を行い，同年 9 月に出口部を作製して PD を導入した．PD 導入後も患者と家族にバッグ交換手技を指導し，患者は PD 手技に意欲的であったが，やはりサポートが必要な状態であった．患者や家族の生活スタイルも考慮し，1 日 2 回の PD 液貯留のメニューを計画した．朝，自宅で長女がバッグ交換を介助し，患者がデイケアから帰宅後，夕方に自宅で訪問看護師がバッグ交換と出口部ケアを介助し，就寝前に三男が排液を介助することとした．デイケア利用中にバッグ交換を行うことも検討されたが，治療場所の確保やほかのデイケア利用者への配慮が必要なため，自宅での治療を計画した．退院前に患者，家族，かかりつけ医，訪問看護師，ケアマネジャー，当院スタッフ（入院・外来看護師，医師）参加による合同カンファレンスを行い，治療状況などを共有，確認して退院となった．

　訪問看護，かかりつけ医の往診，家族の協力により，腹膜炎などの重篤な合併症を起こすことなく，1 年以上順調に PD を継続することができた．当院への通院は 2〜3 週間に 1 回とし，スマートフォンを用いたクラウドシェアシステムを活用し，バイタルサインや PD の治療状況，出口部の状態などをリアルタイムで共有し，診療に役立てた．しかし徐々に

認知能力や ADL は衰えていった．翌年 10 月に脳出血のため当院へ緊急入院され，保存治療の後に自宅退院された．最後まで PD は継続されたが，残念ながらその後も次第に衰弱が進行し，さらに翌年 2 月自宅にて，家族とかかりつけ医が見守るなか老衰にて永眠された．家族にとっては，満足された治療・介護であったという感想をうかがった．

解　説

　SDM に関連して，高齢の末期腎不全患者とその家族の希望に沿う形で assisted PD を実践し，最後まで自宅で過ごされた症例を紹介した．末期腎不全患者の高齢化が進んでおり，腎代替療法の選択は嗜好やライフスタイルのみならず，どのような形で人生の最期を迎えたいかという課題にもつながることを示した貴重な経験であった．

　PD は血液透析 (HD) と比較して持続緩徐的な治療法であり，一般的に心血管病変の合併が多いとされる高齢者にとっても身体の負担の少ない有効な治療法であると推察される．しかし基本的に在宅治療であり，認知能力や身体能力の衰えた高齢者が自己にて管理，実践することはしばしば困難であることが経験される．SDM の実践による腎代替療法の選択は非常に重要であるが，家族のサポートを受けることが困難な認知能力や ADL の低下した高齢者は，HD を選択せざるを得ないのがわが国の多くの現状ではないかと推測される．

　わが国の政策として在宅医療が推進され，地域包括ケアの確立が課題となっている．大都市と地方では医療事情が異なるため，各地域でそれぞれの地域連携システムを構築することが必要と考えられる[1, 2]．総合病院を中核としてかかりつけ医や訪問看護ステーションと連携を密にし，講演会や勉強会を通して腎臓病や腎代替療法の概念や実践方法を広く普及させ，SDM により選択された治療法を実現させるための医療体制を整備していくことが重要である[1, 2]．当地区でも，訪問看護師を交えた勉強会を実施している．

　本症例ではスマートフォンを用いたクラウドシェアシステムを活用した．このような遠隔医療の技術サポートは在宅医療管理を容易にし，感染症などの合併症の早期発見や患者の自己管理意識の向上に役立つ．当院では試験的に，導入期の PD 患者を対象に見守り支援システムのテレビ電話機能を使用して遠隔診療を行い，リアルタイムでバイタルサインや治療状況の共有，自宅環境の把握や治療手技の確認・指導を現在行っている．

■ポイント

・慢性腎臓病患者の高齢化が進んでおり，SDM を実践するためにも SDM によって選択された治療法を実現するためにも医療体制の整備が必要である．

・インターネットなどを介した技術サポートを活用し，地域独自の医療連携システムの構築の推進が必要である．

●引用文献
1) 伊藤恭彦：慢性腎臓病対策と腎不全医療．日本透析医会雑誌 33：547-549, 2018
2) 伊藤恭彦，他：高齢者の腹膜透析と地域包括ケアシステム．腎と透析 86：799-802, 2019

（伊藤恭彦・鬼無　洋）

第9章

SDM の研修法について

1 SDM 研修の必要性

　患者中心の医療(patient centered care)という概念は20世紀後半にはすでに米国や欧州にて提唱され始めた概念であり，共同意思決定(SDM)は，患者中心の医療を実践するための意思決定方法であり，治療法選択において推奨される概念である．

　腎臓病領域においては，腎不全に陥り腎代替療法の導入を要する末期腎不全が進行し，治療法の選択を行わなければならない場合，患者とその家族は難しい選択を迫られることになる．根治療法がなく治療法の選択肢が複数ある疾患では特に，治療法選択は患者の人生を大きく左右するものであり，患者，家族，医療者の十分な話し合いと理解が必要である．

　これは単に，説明を行い同意を得るいわゆるインフォームド・コンセントだけでは不十分であり，医療者から発する治療法や生存率，リスク，コストのみならず，患者の背景，人生観，疾患理解度などを医療者が理解する情報の双方向性の交換が必要となる．すなわち，SDM を行うためには患者やその家族と，医療スタッフ間のコミュニケーションスキルが重要となる．

　一方，患者とコミュニケーションをとり信頼関係を築き SDM を実践するといわれても，わが国においては医療者に十分な SDM についての教育がなされておらず，SDM の実践が普及しているとは言い難い現状がある．

　医療に従事し，医療を提供する立場にあるものとして，自信をもって SDM を実践し，医療者・患者ともに満足度の高い医療を提供し患者中心の医療を浸透させるために，そして患者1人ひとりに適切な治療法を選択する援助ができるように，SDM をすべての医療者に普及するための教育・研修システムとツールが必要である．

2 腎臓病 SDM 推進協会の設立

　日本において SDM を普及し教育するために，全国の教育基幹病院の有志の医師らにより，2017年に腎臓病 SDM 推進協会が設立された．

　この協会の主たる目的は，そのホームページ[1]の設立趣旨にあるように，誰もが SDM について自信をもって話せるよう，理論的な拠り所となる国内外の経験，教材，情報をまとめるとともに，診療現場で活用できるツールなどを共有することで関連する各学会の活動を補

完し，現場の診療を支援する役割を果たすことである.

　今回，腎臓病関連を専門とする医師を中心に活動を開始したため「腎臓病 SDM 推進協会」と名付けられているが，SDM は決して腎臓病に特化した概念ではない．多くの領域の疾患で一発必勝の根治療法がない場合や，侵襲を伴う手術や検査を行う場合においても，SDM は有効な意思決定手段となる.

❸ AHRQ の SHARE アプローチワークショップ

　米国医療研究品質庁（Agency for Healthcare Research and Quality；AHRQ）では，Patient Centered Care の実践のための SDM の普及と教育を目的とした The SHARE Approach（SHARE アプローチ）という SDM ワークショップと Decision Aid の患者向けツールを Web で提供している．それによると SDM の実践と患者への意思決定補助となるツールの使用の効果として①患者の知識と理解度の向上，②患者の意思決定への葛藤の低減，③患者の積極的治療参加を促す，④患者の治療の利害についての認識の改善，⑤患者のみならず医療従事者も含めた満足度の向上，⑥治療コンプライアンスの向上や医療コストの低減，⑦患者医療者間のコミュニケーションの強化，も期待できることが述べられている[2-4].

　それらを実証するための研究で選択された疾患のなかには，心房細動の抗血栓療法，大腸がんのスクリーニング検査，狭心症の冠血行再建術，早期乳がんの乳房切除術，COPD への人工呼吸器，高血圧の薬物治療，認知症患者への経管栄養などのセンシティブな意思決定を要する検査や治療が含まれた[4].

　このように多くの疾患治療や検査にかかわる意思決定に SDM の手法が必要とされ，その研修を継続的に行うことが重要であることは言うまでもない.

❹ 日本における SDM ベーシックコースの編纂

　わが国においても，SDM の知識を広め実践のリーダーとなる人材を育成する目的で，腎臓病 SDM 推進協会が母体となり，上述の米国 AHRQ が主催する SDM アプローチワークショップと英国の MAGIC という SDM 研修プログラムシステムに使用許可を得て，内容を日本に擦り合わせた SDM 研修コースを作成した．また，この研修セミナーを行うにあたり，その効果を実証するための臨床研究を同時に行い効果を検証しながら，SDM 研修コースを改善し続けている.

　2018 年度より 2020 年初頭までに，全国 500 施設 1,000 名を超える医師・看護師に研修を行い，それぞれの施設における SDM 実践のリーダー育成を行っている．内容は主として SDM について理解し，実践するためのコミュニケーションスキルを習得することを目的としたグループワークを行うベーシックコースと，さらにベーシックコース修了者に向けた自施設内での SDM の普及活動を行う指導者を養成するためのリーダーシップ論や，普及の実践力を習得しツールを作成するアドバンストコースの 2 コースが現在行われている.

　本章では，腎臓病 SDM 推進協会が行う SDM セミナーベーシックコースの実際の進め方について詳しく説明する．後述のセミナーの進め方やタイムテーブルの例，患者背景の例を

実際に使用して，読者の施設においてもSDMセミナーを開けるように解説をした．自施設においてセミナーを主催していただき，少しでもSDMの普及に努め，よりよい医療を提供する医療者となっていただくことが願いである．

5 セミナーの内容と手順

A・SDMセミナー（ベーシックコース）の概要

1）所要時間
5〜6時間

2）目的
①SDMを定義できる．
②効果的なSDMに必要な要素を指摘できる．
③SDMを実践するのに必要な手法を理解する．
④療法選択の進め方を共有する．他施設の経験から学ぶ．

3）対象者
医師と看護師のペアが望ましい．実際に患者に治療法選択について説明を行う医師と，その患者に外来でかかわる看護師のペアで行うことが効果的と考える．理由としては，医療施設内において医師と看護師が共同で患者の療法選択に継続してかかわることが必要であり，どちらか一方の職種だけではうまく意思決定支援が機能しない．そのため腎臓病SDM推進協会主催のセミナーにおいては，必ず同一施設の医師と看護師の組み合わせでの参加を要件とした．

4）場所
講義とロールプレイによるグループワークを行うため（後述），ある程度グループ数に応じた広さの会場が必要である．また診察室を模して実際のSDMを行うための工夫も必要である．ファシリテーター，総合司会，進行役などの控室も作ることが望ましい．

5）用具
PC講義用1台，プロジェクター1台，スクリーン1枚，椅子と机（人数分），筆記用具．

6）スタッフ
総合司会1名，進行役1〜2名以上，タイムキーパー1〜2名．
SDMについて講義を行う人1名，グループワーク時のファシリテーターを各グループ2名ずつ．可能であれば医師と看護師のペアが望ましい．この2名が患者と家族の役となる．

7）セミナーテキスト（腎臓病SDM推進協会ホームページ参照）
①ファシリテーター用セミナーの進め方のガイド．

②受講生用セミナーの手引き，自己評価チェックリスト．

B・前日までの準備

1）参加者を 4〜8 名程度のグループに分けておく

同一施設の医師と看護師のペアは別々のグループに分かれても問題ない．その際に医師と看護師，その他の職種の割合をできるだけ均等にしておく．一度に行える人数は，グループ 1 つに進行役のファシリテーター 2 名が必要となることや，グループワークや講義を行う部屋の大きさにより調整する．

2）ファシリテーター用資料（患者背景資料）の作成

グループワークでの各グループの進行役かつ患者とその家族役となるファシリテーターのペアを決めておく．進行内容のファシリテーター用資料と患者背景カードを印刷して整える．

3）SDM についての基礎講義スライドの準備と確認

腎臓病 SDM 推進協会にて配布可能．

4）受講生用テキストの準備

5）会場の準備

- ・始まりは学校形式（図 9-1）．
- ・グループワーク時の机と椅子の配置とグループ分け（図 9-2）．
- ・移動誘導の打ち合わせ．
- ・全体共有ディスカッションの会場レイアウトの確認（図 9-3）．

6）茶菓や昼をまたぐ場合は昼食などの手配

6 時間程度かかるため．

C・当日の流れ

1）開場 1 時間前：スタッフの集合

タイムテーブルと各自の役割分担の打ち合わせ．

2）開場

3）セミナー開始 1 時間前：ファシリテーターの集合

①ファシリテーターは可能な限り，医師と看護師のペアで 1 チームとして，当日のグループ学習のグループと同じチーム数を組んでおく．

②ファシリテーターへの簡単な SDM のリマインド講義を行い，セミナーのタイムテーブルと患者とその家族役の役割の説明を行う．

③ペアごとに着席してもらい，患者の背景と合併症の資料を渡す．実際にあるような多く

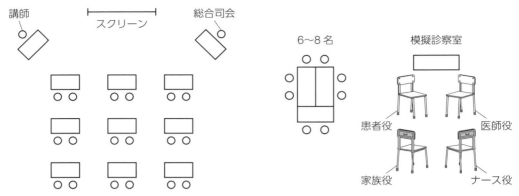

図 9-1　**説明時や講義時の学校形式**　　図 9-2　**グループワークとロールプレイのレイアウト例**

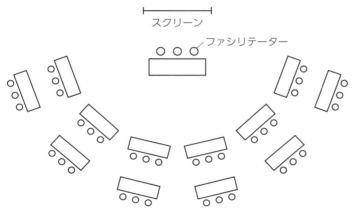

図 9-3　**全体でのディスカッション時のレイアウト例**

　のバリエーションを作っておくとよい.
　　※例）患者背景：70 歳独居. 配偶者とは死別したばかり. 家族は近くに子どもがいるが
　　　　　別居. 合併症：糖尿病性腎症. 下肢閉塞性動脈硬化症（ASO）で潰瘍形成あり.

　その情報に沿ってあらかじめペア同士で実際にどのような患者とその家族を演じるか, 詳細な背景設定を 2 人で決めてもらい,「腎臓病　あなたに合った治療法を選ぶために」の冊子を記載しておく.

4）セミナー開始：タイムキーパーは, すべてのフレーズセッションの開始と終了を宣言し, 同時に進行するように管理し告知する.

D・セミナー（ベーシックコース）の内容

1）プログラム
1. オープニング：司会と主催者挨拶（約 10 分）

2. 講義　SDM とは何か.「患者にとって最適な治療法選択を目指して」(約 20 分)

3. グループワークの進め方についての説明(約 15 分)

4. グループワーク(120 分)

①アイスブレーキング目的の自己紹介, 患者背景などの課題共有と役割分担を決める.

②ロールプレイによる SDM の実践, Phase 1〜4(後述)

③まとめのディスカッション

5. 全体共有, ディスカッション(120 分)

①各グループからの発表と講評

②質疑応答

③まとめのクロージングリマーク

6. 記念撮影(記録用)後に解散

※休憩を考慮していないため, 適宜休憩を挟むか, トイレ休憩・飲食は自由にとってもらうことをアナウンスする.

E・グループワークの進め方

1. ファシリテーターは, 司会進行とともに患者・家族役として参加していることを説明.

2. 各グループで自己紹介と役割分担をファシリテーターの指示で行う.

・Phase 1：医師役 1〜2 名

・Phase 2：看護師 1〜2 名

・Phase 4：医師 1 名, 看護師 1 名, 全体共有時の発表者：1 名

3. 3 回の面談＋1 回のグループ内ディスカッションを通して療法決定まで進めていく.

・Phase 1：医師の外来(15 分)

・Phase 2：看護師による面談(30 分)

・Phase 3：情報共有とディスカッション(15 分)

・Phase 4：再診, 治療法の決定(20 分)

・グループワークのまとめ：発表内容のディスカッション(20〜30 分)

※資料のなかに各 Phase の理解度の自己チェックリストがあり, 記載しながら進めてもらう.

4.「全体共有, ディスカッション」セッションにて, 各グループの代表よりワークの振り返り, 印象に残ったフレーズ, 感想などを発表する.

⑥ 研修セミナーの実際

1) 背景情報

　あなたは, ○○病院の腎臓病を診る医師と看護師です. 連携しているかかりつけ医と今までに数回やり取りしている患者が, 末期腎不全となり再紹介されて受診に来ています. 患者は, 以前から腎不全とは理解しており, なんとなく腎代替療法については知る機会はありましたが, 遠い先のことと思っていました. いよいよ腎臓が悪くなり専門の病院へ紹介され緊張しています. この患者と SDM の手法を用いて, 療法選択の外来を行ってください.

2）Phase 1：医師の外来（15分）
―患者役の方は症例カードと合併症カードを医師に提示してください.

　紹介された患者は，検査結果から近々に腎代替療法の導入を要する状況でした. 外来の医師は，患者に SDM の手法に従い末期腎不全について説明し，腎代替療法の選択肢についてエビデンスに基づいた医学的知識をもとに理解させ，選択の必要性を説明してください. 最後に「看護師による療法選択説明を受けてください」という趣旨の話をします.

3）Phase 2：看護師による面談（30分）
　―患者役の方は「腎臓病　あなたに合った治療法を選ぶために」（冊子）を看護師に提示してください.

　あなたは，外来患者に腎代替療法の必要性と治療法について説明する役割の看護師です. SDM の手法に基づいて療法説明を行うために，「腎臓病　あなたに合った治療法を選ぶために」という冊子を患者と共有し，活用しながら療法選択に必要な患者の背景や価値観，嗜好，患者が大切にしていること，治療にあたっての希望を引き出してください. まず患者の情報シート（オレンジのページ，付録②参照→164〜166頁）をできるだけ埋めてもらうように促し，情報を得ます.
―今回は時間の都合により患者役が事前に記入しています. 内容の確認や追加の情報収集を行ってください.

　その後，青色のページ（付録②参照→167〜171頁）と「腎不全　治療選択とその実際」を利用して治療法の説明を行います. 最後に黄色のページ（付録②参照→175頁）に面談の記録/コメントを記入し，両者でサインをしてください.

4）Phase 3：情報共有とディスカッション（15分）
―患者は一先ず帰られました.

　さて，今日の外来で得られた情報を医師と看護師で共有します. この患者の大切にしていることは何か，心配していることは何か，何を大切にしたいと思っているか，どんな嗜好や人生観をもっているかなどを共有し，この患者に対する腎代替療法の選択肢とそれに伴うリスクとメリットについてディスカッションし，この患者への療法の選択肢の優先順を決めます.

5）Phase 4：再診. 医師と看護師と患者・家族（20分）
―後日，患者が再診に来訪しました.

　今回は，いよいよ最初に導入する治療法について SDM の手法で決定まで行います. その決定は患者と医療者での SDM となったでしょうか？　最後に，患者の選択は今後も医療者により支援されていくことを説明します. もちろん，治療法を変更することができることを必ず説明してください. 面談終了時には，黄色のページに面談の記録/コメントを記入し，両者でサインをしてください.

6）全体共有ディスカッション（約1時間，1グループにつき3名，10分程度）
①最後に全員で再度集合し，グループワークの内容についての気づきや有効なフレーズの抽

出などについてを各グループの受講生代表 1 名から発表する.
②各グループのファシリテーター 2 名から,どのような背景と疾患の患者であり,どのような家族を演じたか,グループの SDM はうまく行えたか,その結果どのような治療法を選択することになったかなどの講評を述べる.
③主催者側のまとめを行い,セミナーを終了とする.
④最後に参加者の記録もかねて全体の集合写真を撮り,解散.

⑦ おわりに

　2020 年の診療報酬改定で,腎不全医療の腎代替療法選択においては,学会推奨の資料を使用して,各治療法を実際に管理実践している施設条件を満たす場合に点数が認められた(表11-1 参照→152 頁).これは背景に日本国内における腎代替療法の選択率の著明な偏りがあり,施設間格差,医師間格差も極めて大きいという問題がある.国の重点課題である医療の均質化や安心安全で質の高い医療の実現,患者への情報の提供の重要性を鑑みると SDM の普及は,喫緊の課題である.

　患者とのコミュニケーションスキルは個人スキルであるため,医療者間で差異が大きくなりがちであるうえに,医師にとってほかの医師の外来でのやり取りを聞く機会は乏しく,まさに外来は密室で行われている感がある.このセミナーで SDM について学び,グループワークで日頃接したことのない医師や看護師の模擬患者に対する SDM に則った診療風景を見聞きすることは,自身の診療を振り返るよい機会である.

　腎臓病 SDM 推進協会主催のベーシックコースでは,ファシリテーターを経験豊富な医師と看護師に依頼しているが,彼らもまた患者とその家族役を模擬的にではあれ演じることで,患者や家族の気持ちを少なからず再認識し,SDM の在り方について学ぶよい機会となっている.

　前年度に受講者として参加された先生方が,ファシリテーターとして再度参加され,迫真の演技で患者やその家族役を演じる姿が印象深く,多くの名優,名演技,怪演が生まれた.これらの経験は参加者のみならず,主催者にも多くの SDM のありようについての学びとなることは間違いない.今後も各地域や施設内で多くのセミナーが行われ,SDM の手法への理解が広がることを希望する.

●引用文献
1) 腎臓病 SDM 推進協会ホームページ. https://www.ckdsdm.jp/(2020 年 7 月)
2) The National Quality Strategy. http://www.ahrq.gov/workingforquality/(2020 年 7 月)
3) Stacey D, et al：Decision aids for people facing health treatment or screening decisions. Cochrane Database Syst Rev CD001431, 2014
4) O'Connor AM, et al：Modifying unwarranted variations in health care：shared decision making using patient decision aids. Health Aff(Millwood)Suppl Variation：VAR63-72, 2004

（石田真理）

第10章

SDM の実践を評価する

SDM は，複数種の治療選択に伴う効果の差異が既存のエビデンスでは明確ではない分野において，患者自身の嗜好や人生観，さらには家庭・社会における役割といったナラティブを治療選択に反映させるうえで優れたプロセスである．Hoffmann らは JAMA 誌において，単純に治療成績に関するエビデンスのみに基づいた治療選択は，患者の歩んできたナラティブを封殺する圧政（＝evidence tyranny）に堕する旨を述べている[1]．

その一方，医療者による SDM において「どのような試みがどの程度の効果を有するのか」について，客観的な評価が行われる必要がある．客観的な評価を欠いた営みは，しばしば自己流の自己満足に堕し，本来の目的である患者満足につながらないこととなりうる．

そこで本章では，SDM を客観的に評価するためのツールについて，①患者視点での評価ツール，②観察者視点での評価ツール，③双方向性視点での評価ツール，④患者の理解度および治療同意能力を評価するツールの順で，代表的なものを紹介する．

1 患者視点での評価ツール（patient-reported outcome measures；PROM）

「SDM の対象となった患者が，どのように自己決定に関与していたか」を評価するためのツールである．したがってツールの使用対象は患者である．

A・Control Preferences Scale（CPS）

1997 年 Degner らにより発表された[2]．評価対象の患者に表 10-1 に示す 5 つの選択肢が提示され，自らが該当する状況を選択させる形で用いられる．なお原著では，5 つの選択肢それぞれにその選択肢を表現するイラストが添えられたカードの形で，同ツールが運用される旨が記載されている．

CPS は簡便であることから，各国における多くの研究で用いられ，日本語版として用いられた研究の報告もある（東加奈子，他，第 54 回日本癌治療学会学術集会にて発表）．

B・COMRADE Scale

2003 年 Edwards らにより発表された[3]．コミュニケーションに関する満足度（Satisfaction with communication）と療法選択における自信（Confidence in decision）のいずれかのカテゴリーに属する，表 10-2 に示す合計 20 の設問により構成されている．設問はいずれも「はい」

表 10-1　Control Preferences Scale（CPS）における 5 つの選択肢

	The Control Preferences	好ましいあり方
A	I prefer to make the decision about which treatment I will receive.	自分の受ける治療は，自分で決めたい
B	I prefer to make the final decision about my treatment after seriously considering my doctor's opinion.	主治医の意見を踏まえて，私が治療法を決めたい
C	I prefer that my doctor and I share responsibility for deciding which treatment is best for me.	主治医と私が責任を共有し，私に最適の治療法を決めたい
D	I prefer that my doctor makes the final decision about which treatment will be used, but seriously considers my opinion.	私の意見を踏まえて，主治医が治療法を決めてほしい
E	I prefer to leave all decisions regarding treatment to my doctor.	すべて主治医にお任せしたい

（Degner LF, et al：The Control Preferences Scale. Can J Nurs Res 29：21-43, 1997 より．日本語訳は筆者による）

ないし「いいえ」のいずれかで回答することができる．

C・Decisional Conflict Scale（DCS）

　1995 年 O'Conner により発表された[4]．患者側視点からの療法選択肢に関する不確かさ（patients' uncertainty about which therapy to choose），介入が可能である不確かさの原因（modifiable factors contributing to uncertainty），療法選択が効果的に行われたかどうかの認識（perceived effective decision making）に関する設問で構成されている．アスピリンの心房細動患者における脳卒中予防効果を検証した SPAF Ⅲ試験において，オーディオを用いたディシジョンエイドでの療法説明に対する患者側からの評価を行うのに用いられた[5]．

2 観察者視点での評価ツール（observer-based outcome measures；OBOM）

　「医療者がどの程度 SDM を実践できていたか」について，医療者を対象に評価するためのツールである．

A・OPTION scale

　2003 年 Elwyn らにより発表された[6]．自らが患者に提供する療法選択プロセスについて，表 10-3 に示す 12 の質問項目に対し強くそう思う（strongly agree）・そう思う（agree）・どちらともいえない（neutral）・そう思わない（disagree）・強くそう思わない（strongly disagree）の 5 段階で回答する形式で構成されている．

B・Decision Support Analysis Tool（DSAT）

　DSAT は 2003 年 Guimond らによりオリジナルバージョンが発表された[7]が，現在は主にその改訂版である DSAT-10[8]が使用されている．オタワ病院のホームページ（https://

表 10-2　COMRADE における 20 の設問

	Satisfaction with communication	コミュニケーションに関する満足度
1	The doctor made me aware of the different treatments available.	主治医はほかの治療選択肢があることを私に教えてくれた
2	The doctor gave me the chance to express my opinions about the different treatments available.	主治医はほかの治療選択肢に関する私の意見を述べる機会を与えてくれた
3	The doctor gave me the chance to ask for as much information as I needed about the different treatment choices.	主治医はほかの選択肢に関して，私が必要とする情報について質問する機会を与えてくれた
4	The doctor gave me enough information about the treatment choices available.	主治医は治療選択肢に関する十分な情報を与えてくれた
5	The doctor gave enough explanation of the information about treatment choices.	主治医は治療選択肢の情報について十分に説明してくれた
6	The information given to me was easy to understand.	私が受けた治療選択肢の情報は，理解しやすかった
7	I know the advantages of treatment or not having treatment.	私は治療を受ける場合と受けない場合，それぞれの有益性を理解している
8	I know the disadvantages of treatment or not having treatment.	私は治療を受ける場合と受けない場合，それぞれの不利益性を理解している
9	The doctor gave me a chance to decide which treatment I thought was best for me.	主治医は私にとっての最適な治療を決定する機会を与えてくれた
10	The doctor gave me a chance to be involved in the decisions during the consultation.	主治医は，話し合いのなかで私が治療選択プロセスに加わる機会を与えてくれた
	Confidence in decision	治療選択における自信
1	Overall, I am satisfied with the information I was given.	総じて，私は医療者から提供された情報に満足している
2	My doctor and I agreed about which treatment (or no treatment) was best for me.	主治医および私は，治療に関する選択内容に同意している
3	I can easily discuss my condition again with my doctor.	私は主治医と，私のあり様について繰り返し相談し直すことができる.
4	I am satisfied with the way in which the decision was made in the consultation.	私は話し合いのなかで治療選択に至った道筋について満足している
5	I am sure that the decision made was the right one for me personally.	私は，治療選択の結果が私自身にとって正しいものであったと確信している
6	I am satisfied that I am adequately informed about the issues important to the decision.	私は，治療選択のうえで重要であった問題点について適切に情報が与えられた状況に満足している
7	It is clear which choice is best for me.	どの治療選択が私にとって最もよいものであるか，は明らかである
8	I am aware of the treatment choices I have.	私は，自分が選ぶことができる治療選択肢について，よくわかっている
9	I feel an informed choice has been made.	私は，情報が与えられたうえで治療選択が行われた，と感じている
10	The decision shows what is most important to me.	なされた治療選択は，私にとって何が最も重要であるか，を反映している

(Edwards A, et al：The development of COMRADE--a patient-based outcome measure to evaluate the effectiveness of risk communication and treatment decision making in consultations. Patient Educ Couns 50：311-322, 2003 より. 日本語訳は筆者による)

表 10-3　OPTION scale における 12 の質問項目

1	The clinician identifies a problem (s) needing a decision making process.	医療者は療法選択を行うべき問題点を明らかにしている
2	The clinician *states* that there is more than one way to deal with an identified problem ("equipoise").	医療者は明らかにされた問題点への対処法が 1 つだけでなく複数存在することを明記している（"公平性"）
3	The clinician *lists* "options" including the choice of "no action" if feasible.	医療者は"新しい行為を起こさない"との"選択肢"を—それを選択することが可能な場合—リストに掲げている.
4	The clinician *explains* the pros and cons of options to the patient (taking "no action" is an option).	医療者はそれぞれの選択肢における利点と欠点を患者に説明している（"新しい行為を起こさない"を選ぶのも選択肢の 1 つ）.
5	The clinician checks the patient's preferred information format (words/numbers/visual display).	医療者は患者が好む情報提供の形式（文字/数字/視覚表示）を確認している
6	The clinician explores the patient's expectations (or ideas) about how the problem (s) are to be managed.	医療者は患者に，どのように（1 個ないし複数の）問題点が対処されるかについての期待（ないし考え）を問うている
7	The clinician explores the patient's concerns (fears) about how problem (s) are to be managed.	医療者は患者に，どのように（1 個ないし複数の）問題点が対処されるかについての心配（恐れ）を問うている
8	The clinician checks that the patient has understood the information.	医療者は患者が提供された情報を理解したかどうかを確認している
9	The clinician provides opportunities for the patient to ask questions.	医療者は患者に，疑問点を尋ねる機会を提供している
10	The clinician asks for the patient's preferred level of involvement in decision making.	医療者は患者に，選択の決定にどの程度関与したいか，について尋ねている
11	An opportunity for deferring a decision is provided.	患者には，決定を延期する機会が提供されている
12	Arrangements are made to review the decision (or the deferment).	決定（ないし決定の先送り）を見直せるような手順が構成されている

（Elwyn G, et al：Shared Decision Making：Developing the OPTION scale for measuring patient involvement. Qual Saf Health Care 12：93-99, 2003 より．日本語訳は筆者による）

decisionaid.ohri.ca/eval_dsat.html）より，英語版およびフランス語版を無償でダウンロードすることができる.

❸ 双方向性視点での評価ツール：SDM-Q-9/SDM-Q-doc

　これまでに紹介したツールと異なり—あるいはそれらを発展させた形で—患者側と医療者側が双方向性に SDM の実践状況について評価するツールが，SDM-Q-9/SDM-Q-doc である.
　SDM-Q-9 は 2010 年に Kriston らにより報告された，患者を対象とした 9 項目の質問内容からなる評価ツール[9, 10]で，これ自体は PROM に該当する. 一方 SDM-Q-doc は，SDM-Q-9 で問われている項目に対応した 9 項目の質問を観察者（＝医療スタッフ）に対して行う評価ツールであり[11]，これ自体は OBOM に該当する.

表 10-4　SDM-Q-9 と SDM-Q-doc の質問項目

項目	SDM-Q-9	SDM-Q-doc
1	医師は，治療に関して何らかの決定をしなければならないことがあるということを明確に伝えてくれた	私は患者に，治療に関して何らかの決定をしなければならないことがあるということを明確に伝えた
2	医師は，私がどのように決定にかかわりたいかを丁寧に確認してくれた	私は，患者がどのように決定にかかわりたいかを知るように努めた
3	医師は，今回の病状に対してさまざまな治療の選択肢があることを伝えてくれた	私は患者に，今回の病状に対してさまざまな治療の選択肢があることを伝えた
4	医師は，それぞれの選択肢におけるメリット(利点)とデメリット(欠点)を明確に説明してくれた	私は患者に，それぞれの選択肢におけるメリット(利点)とデメリット(欠点)を明確に説明した
5	医師は，(説明された)すべての情報を理解できるように私をサポートしてくれた	私は，説明したすべての情報を患者が理解できるようにサポートした
6	医師は，私が治療においてどの選択肢を希望するのか聞いてくれた	私は患者に，治療においてどの選択肢を希望するのか尋ねた
7	医師と私は，それぞれの治療方法について徹底的に比較検討した	患者と私は，それぞれの治療方法について徹底的に比較検討した
8	医師と私は，一緒に治療上の選択肢を選んだ	患者と私は，一緒に治療上の選択肢を選んだ
9	医師と私は，今後の治療の進め方について合意した	患者と私は，今後の治療の進め方について合意した

〔Goto Y, et al：Psychometric Evaluation of the Japanese 9-Item Shared Decision-Making Questionnaire and Its Association with Decision Conflict and Patient Factors in Japanese Primary Care. JMA J 3：208-215, 2020 より. SDM-Q-9 の日本語版は，後藤先生が聖路加看護大学に所属していたときに，現在新潟県立看護大学に移られた有森先生(当時，聖路加看護大学)の指導で開発をはじめたものである〕

　SDM-Q-9 および SDM-Q-doc，それぞれの質問内容を表 10-4 にまとめて示す：SDM-Q-doc の質問項目が SDM-Q-9 のそれに対応している状況が明確に確認される．いずれの評価ツールにおいても，回答者は各質問に対し「全く当てはまらない」「ほとんど当てはまらない」「どちらかと言えば当てはまらない」「どちらかと言えば当てはまる」「おおむね当てはまる」「よく当てはまる」の 6 尺度のいずれかを選択する形で回答する．

　なお SDM-Q-9 および SDM-Q-doc は日本語を含む諸国語に翻訳されており，以下のアドレスからそれぞれの日本語に翻訳された質問票を手に入れることができる．

　http://www.patient-als-partner.de/index.php?article_id=20&clang=2

❹ 患者の理解度および治療同意能力を評価するツール

　前々項で紹介した OPTION scale において，質問項目 8 として「医療者は患者が提供された情報を理解したかどうかを確認している(か否か)」があるが，この理解にかかわる治療同意能力を評価するツールとして Grisso らにより発表された MacCAT-T[12] がある．

　MacCAT-T では，療法選択についての説明を行ったあと，一定のフォーマットに基づいて構成された質問を行い，理解・認識・論理的思考の 3 カテゴリーに関する治療同意能力を評価することが可能である(20 点満点)．MacCAT-T を CKD ステージ G5 患者に用いて治療同意能力を評価した実際については，既報(寺脇，2008)[13]をご参照いただきたい．

●引用文献

1）Hoffmann TC, et al：The connection between evidence-based medicine and shared decision making. JAMA 312：1295-1296, 2014

2）Degner LF, et al：The Control Preferences Scale. Can J Nurs Res 29：21-43, 1997

3）Edwards A, et al：The development of COMRADE--a patient-based outcome measure to evaluate the effectiveness of risk communication and treatment decision making in consultations. Patient Educ Couns 50：311-322, 2003

4）O'Connor AM：Validation of a decisional conflict scale. Med Decis Making 15：25-30, 1995

5）Man-Son-Hing M：et al. A patient decision aid regarding antithrombotic therapy for stroke prevention in atrial fibrillation：A randomized controlled trial. JAMA 282：737-743, 1999

6）Elwyn G, et al：Shared Decision Making：Developing the OPTION scale for measuring patient involvement. Qual Saf Health Care 12：93-99, 2003

7）Guimond P, et al：Validation of a tool to assess health practitioners' decision support and communication skills. Patient Educ Couns 50：235-245, 2003

8）Stacey D, et al：Audit and feedback using the brief decision support analysis tool（DSAT-10）to evaluate nurse-standardized patient encounters. Patient Educ Couns 73：519-525, 2008

9）Kriston L, et al：The 9-item Shared Decision Making Questionnaire（SDM-Q-9）. Development and psychometric properties in a primary care sample. Patient Educ Couns 80：94-99, 2010

10）Goto Y, et al：Psychometric Evaluation of the Japanese 9-Item Shared Decision-Making Questionnaire and Its Association with Decision Conflict and Patient Factors in Japanese Primary Care. JMA J 3：208-215, 2020

11）Scholl I, et al：Development and psychometric properties of the Shared Decision Making Questionnaire--physician version（SDM-Q-Doc）. Patient Educ Couns 88：284-290, 2012

12）Grisso T, et al：The MacCAT-T：a clinical tool to assess patients' capacities to make treatment decisions. Psychiatr Serv 48：1415-1419, 1997

13）寺脇博之，他：慢性腎臓病（CKD）ステージ5患者の治療同意能力に関する予備的検討．日腎会誌 50：915-926, 2008

（寺脇博之）

第11章 SDM 実践上の問題点

本章では現代が直面している医療環境の変化を踏まえ，そのなかで SDM が求められる背景，SDM を推進していくうえでの課題，そして腎不全医療領域における行政や学会の最近の動向を概説する．

1 医療の価値におけるパラダイムシフト

過去 30 年間にわたり，医学教育，研究，そして日常臨床まで evidence-based medicine (EBM) が大きな流れを作ってきた．EBM の基本的な特徴は，個々の患者よりは特定の患者層あるいは一般地域住民に視座がおかれている点にあるだろう．大規模研究やコホート調査から導かれる結果を科学的エビデンスとし，これをもとに医療・治療法の標準化が進められてきた．巨視的には EBM によって医療の効率化と医療の質の底上げがなされたのは間違いない．しかしながら，このアプローチ単独で個々の患者が抱える状況すべてを包括できるものではないのは明らかである．個々の患者にはそれぞれの価値観や性向，社会的事情など多様な背景が存在し，それが治療選択に影響するため，現実の医療の現場では EBM の説明だけですべての患者が満足し納得できる医療を提供できるとは限らない．また不確実なエビデンスしかない状況で，例えば，多様な疾病や病態を抱えた 1 人の患者において，何が最適・最良な答えなのかを明確な基準で示すことは難しい．

この問題を解決するのが患者中心の医療の考え方であり，そのモデルとなるのが SDM である．このアプローチでは「患者の治療方法の選択や決定は患者の権利である」という考えに基づき，医療者側が患者に科学的エビデンスに基づいた十分な説明・教育を行い，患者の人生観や価値観を尊重して治療の選択や方針の決定をともに進める．これにより個々の患者の納得と満足を達成することを意図している．

現在，複雑化する医療の現場は「患者中心」へとパラダイムシフトしつつあり，これは世界的な大きなうねりとなっている．しかし誤解してはいけないのは，SDM と EBM は反発するものではなく，互いに補完しあう関係にあるという点である[1]．SDM のない EBM は暴君による圧政であり，一方，EBM のない SDM は非科学的な迷信となってしまう．患者にとっての最良のケア・治療が創出されるためには，SDM と EBM の協働が必須といえる（図11-1）．

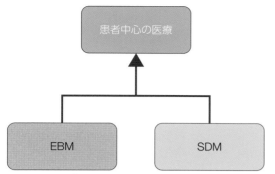

図 11-1　**最適の患者中心医療は SDM と EBM の協働が必要**
(Hoffmann TC, et al：The connection between evidence-based medicine and shared decision making. JAMA 312：1295-1296, 2014 より作成)

② 患者中心医療と SDM

A・患者の意思決定：SDM/共同アプローチ（表 2-1 参照→12 頁）

　SDM とは医学的な情報や最善のエビデンスと，患者の生活背景や価値観など医療者と患者が双方の情報を共有しながら一緒に意思を決定していくプロセスとされる（腎臓病 SDM 推進協会ホームページより https://www.ckdsdm.jp）．従来の意思決定プロセスとして，パターナリズムとインフォームド・アプローチが挙げられる．パターナリズムでは過去の経験や最新の知見に基づき医療者が意思を決定し，インフォームド・アプローチでは医療者が患者に選択肢・情報を提示し，患者が自己責任で意思を決定する．これに対して共同アプローチである SDM は，医療者からの情報とともに患者からの情報も含め，患者のニーズに基づき話し合いを重ねて協働で意思を決定する方法である[2]．同じ年齢，性別，原疾患をもつ患者であっても，どの治療がその患者・家族にとって最善かは，生活状況，人生観などによって異なり，また患者のライフステージによっても変化する．治療の選択・意思決定にあたっては，これらの要因を含めた共同アプローチが必要と考えられる．

③ SDM の課題

　上述したように，EBM のみでは最良の正解が得られない事例における治療方針を決定する際に，SDM は最も有益なアプローチ法になる．この決定困難な臨床的決断を要する例とは，末期腎不全を例にとれば，多様な合併症を有する高齢患者の透析導入・非導入，さらに導入の場合は通院血液透析（HD）/入院 HD・在宅腹膜透析（PD）といった選択が挙げられる．十分な情報提供は，治療選択の地域差・施設間格差を軽減することに繋がるし，また患者や患者家族が治療に対し納得して取り組むのを誘導する．これにより，患者の治療遵守度，満足度の向上，診療の質改善，さらには行政面では医療費の削減効果も期待されている．

　しかし現状は SDM の定着は十分ではなく，その成果についても必ずしも明確ではない．

今後，SDM を確実に臨床の現場に実装させ，その効果を高めていくためにどうすればよいのか．以下に，そのための課題と対策について——SDM そのものに対する評価，SDM の普及，SDM を実践するための医療環境の整備について述べる．

A. SDM 自体への評価
—SDM の構成項目とは何か？　効果は検証されているのか

1）SDM の構成要素と課題

　SDM は医療者と患者が双方の情報を共有しながら一緒に意思を決定していくプロセスと認識されているが，SDM のモデルは単一ではなくさまざまなものが提唱されている．したがって，双方が想定する SDM 構成要素を明確にしておくことは重要である．

　Makoul と Clayman は SDM の基本要素として以下の 9 つを挙げている[3]：①問題を定義・説明する，②選択肢の提示，③利点・欠点・費用の話し合い，④患者の価値観・意向，⑤患者の能力・自己効力に関する話し合い，⑥医師の専門的知識と推奨，⑦理解の確認，⑧治療の決定ないし延期，⑨経過の観察．

　最近の検討で，40 件の SDM モデルを対象に，各モデル（一般的および特定疾患を対象にしたもの）のなかに出現する SDM 構成要素が報告されている[4]．抽出されたものは以下の 24 要素だった．「患者の意見を支持する：advocate patient view」，「選択肢を作成する：create choice awareness」，「慎重に検討する：deliberate」，「治療の選択肢を説明する：describe treatment options」，「意思決定のプロセスにおける役割を決める：determine roles in decision making process」，「次のステップを決める：determine next step」，「パートナーシップを育む：foster partnership」，「支援と情報を集める：gather support and information」，「医療者としての専門的知識：healthcare professional expertise」，「医療者としての嗜好：healthcare professional preferences」，「患者について知る：learn about the patient」，「決断する：make the decision」，「時間的余地を与える：offer time」，「患者の専門的知識：patient expertise」，「患者の嗜好：patient preferences」，「患者の疑問：patients questions」，「準備する：prepare」，「情報を提供する：provide information」，「中立的な情報を提供する：provide neutral information」，「推奨する：provide recommendation」，「相互合意に達する：reach mutual agreement」，「課題を設定する：set agenda」，「決定プロセスを支援する：support decision making process」，「情報の個別化：tailor information」．これらのなかで，最近の論文において最も出現頻度が高いものは「治療の選択肢を説明する」88％ で，次いで「決断する」75％，「情報の個別化」65％，「慎重に検討する」58％，「患者について知る」53％，「次のステップを決める」48％ であった．

　患者に治療法の選択肢に関する情報を伝えることは，患者が SDM に参加するための必要な準備であり，SDM を実践するための第一歩である．しかし患者が能動的に意思決定プロセスに参加し決断するためには，情報を知るだけでは不十分で，（上記の解析には上位にランキングされてはいないものの）医療者と患者の間での相互の合意や理解（相互合意）に到達することは必須のプロセスと考えられる．ただし相互合意の意味は 1 つではなく，「最終的な結論が合意されたものであること」という考え方もある一方，「双方が結論に至る過程で合意しながら話し合いを進めること」という考え方もある．後者の場合だと，プロセスが十分

に共有されていれば，最終的な結論は第一義的ではないということになり，その結論に患者が全面的に満足できない場合も含まれる結果になるかもしれない．

　SDM は，対象とする疾患群によってもその内容は違ってくる．上記の論文の解析では，例えば慢性疾患モデルと高齢者モデルを比較した場合，両者で共通する高頻度項目は「治療選択肢を説明する」，「決断する」，「患者の嗜好」だったが，両者には重視する項目に一部明らかな違いが存在していた．前者では「慎重に検討する」，「情報を提供する」が高頻度だったが，これらは後者では低かった．一方，後者では「決断のプロセスにおける役割を決める」，「選択肢への関心を高める」，「患者の視点を評価する」，「決定プロセスを支援する」，「準備する」，「患者の専門的知識」が中高頻度だったが，これらの出現は前者では低かった．以上の結果からも明らかなように，SDM といってもその内容や対象範囲は，検討する内容，患者の背景因子，対象疾患によって違っており，さらにはその時代の世相を反映して重視される要素も変化することが示されている．

　以上に述べたように，SDM の目的は明確だが，SDM を構成する内容に関しては必ずしも明確ではない部分が含まれるのが実態である．そして，科学的客観的に SDM の効果を評価しようとするときには，この曖昧さやバリエーションの大きさは解析上の障壁になることは考慮しなければならないだろう．

2）SDM に対する検証

　実際の医療の現場で SDM が，パターナリズムやインフォームド・アプローチといったほかのやり方と比べて，実際の患者予後に好ましい影響を与えているのか．さらに，もし何らかの効果があるとした場合，SDM のどの要因が影響を及ぼしているのかといった点に関する検討は不十分である．例えば SDM を評価する方法として，その有効性を会話内容の解析から評価するやり方もあるが，この場合，実際に SDM で達成されていることが過小評価されてしまう可能性が指摘されている．患者自身は決定にかかわっていると思っても，第三者の評価ではそのようになっていないといういくつかの研究報告がある．患者からの暗黙的な承認や関与といった内容を認識し，評価する方法が十分でないことが影響しているかもしれない．また，設定アウトカムと SDM 項目の多様性も評価を困難にしている．

　End of life 関連の SDM に関する 7 つの論文（3 件は通常のケア群との比較，4 件は医師主導の決定群との比較）レビューによれば[5]，このなかで SDM が対象とした要素は広範囲だったが，最も多いのは治療法選択に伴うリスクとベネフィットに関してであった．最多のアウトカムは患者と医療者の間のコミュニケーションであったが，そのほかにも決定の際の煩悶，信頼感，満足度，死の質などが検討されていた．また，これらの検討のなかではさまざまな評価尺度が用いられていた．以上より，結論としては End of life に対する SDM の影響について，現在までの論文では設定アウトカムや評価尺度がきわめて多様であるために，明確な結論を出すことはできないとしている．全く同様のことが，疾患や患者の状態を対象とした SDM 研究でも指摘されている．

　今後，SDM の成果を正確に評価していくためには，アウトカム，SDM 項目を明確にし，さらに会話の解析手法も検討する必要があるだろう．また，諸症状・状態を評価する尺度の標準化も必要と考えられる．

B・SDM の普及と課題—どうすれば SDM は普及・定着するか

　SDM を普及させ定着させるためにはどのような方法が有効か．これには，医療者に対する SDM 教育，患者に対する意思決定支援ツールの導入などの方策がある．この課題に対して，Cochrane review では 2017 年までの関連 87 論文(米・加・独・蘭)を調査している[6]．内訳は，患者のみへの介入(44 研究)，患者と医療者への介入(28 研究)，医療者のみへの介入(15 研究)であった．結果としては，2017 年までの研究論文には試験中のさまざまなエラーを含む例，あるいは報告内容が不正確あるいは不十分な例が含まれており，このため，明確な結論を示すことはできないとコメントされている．上述したように，SDM は定義・モデル，構成要素は必ずしも均一ではなくバリエーションがある．したがって今後，SDM の影響を確認するためには，対象となる患者群，それを踏まえた SDM の内容構成を念頭におくことが必要だろう．

　さて，臨床の現場に SDM を定着させるためには，いくつかのポイントを押さえる必要がある．SDM が必要になる状況を明確化し課題に優先順位をつけること，意思決定支援ツールを用いること，話し合える環境と体制を準備することなどである．

1）ガイドラインなどによる課題の提示

　エビデンスをもとに種々のガイドラインが提示されているが，ガイドラインはすべての患者に適応できるものではない．これは EBM だけで現実の臨床上の課題を解決できないことと同じである．SDM を臨床現場に位置付けるためには，ガイドラインのなかに SDM が推奨される課題・内容を示すことは意味があろう．そのなかで価値観に加えて，選択によって生じうるリスク，ベネフィットなどを明記することで，SDM 実践の妥当性がより明確になることが期待される[7]．腎不全領域では，透析未導入などきわめてデリケートな問題に対応するうえで SDM のアプローチは重要な意味をもつだろう．

　ところで，SDM が受け持つ範囲として大きく 2 つが想定される．1 つ目は選択が患者の嗜好や価値観に強く影響されるもの，2 つ目は対象選択肢に科学的エビデンスがないもしくは不十分なために，それを選択する明確な根拠がないものである．前者の場合であれば適切な情報提供によって対応できるが，後者の場合は医師・医療者の考え方も大きく影響することになる．科学的なアプローチをどのように維持するか，SDM 実践のうえでの課題と考える．

2）意思決定支援ツール

　疾患特異的な支援ツールの導入は，患者の SDM 参加のための重要なステップになると期待される．Cochrane review での 105 の論文解析では，支援ツール(パンフレット，解説書，ビデオなど)の有用性を明確に確認している[8]．支援ツールの導入により選択肢に関する知識が向上し，患者にとっての重要な点がより明確になることが高いとエビデンスレベルで確認されている．これにより患者は治療のリスクとベネフィットをより正確に把握し，治療選択の決断により深くかかわるようになり，患者は自身の意向に沿った治療選択を達成できる

可能性が高くなると期待される．これは SDM の実践と同義である．支援ツールを用いることで，患者と主治医は治療選択や判断に関して話し合うことがより容易になるだろう．支援ツールは選択肢の範囲を広げる一方，健康アウトカムを悪化させることはなく満足度も低くない．今後，支援ツールによる選択決定がどのような影響を与えるのか調査する意義は大きいだろう．

　ところで，患者に対する病気説明や解説ツールの有用性は上述した通りだが，実は，これが SDM の促進に有益かについては必ずしも明らかではない．患者が知識を得ることで SDM に参加しやすくなるというのが期待する点だが，課題として自己判断の材料にとどまる可能性もある（インフォームド・アプローチ）．一方，別のタイプの支援ツールとして患者・医療者の会話を促進させるものもある．両者の間での会話が促進されることが SDM の実践に繋がる可能性はありえそうだが，そのエビデンスは不十分である．有用な支援ツールを如何にして SDM 促進につなげるかは今後の課題といえる．

3）多職種チーム医療の構築

　上述の Cochrane review[6]では，医療者に SDM 教育を行っても SDM の定着に必ずしもつながらない可能性が示されている．この理由は複合的と考えるが，実地診療の観点から考えた場合，SDM 実践に際しての最大の障壁として，時間の問題が挙げられる．医師そして患者にも時間の余裕がない，あるいは時間が合わないというある意味きわめて単純な問題である[9]．それぞれの医師の制限された診療時間内で SDM を実践するのは容易ではない．この解決策は，SDM を行うための特別の時間帯・枠を設け，さらにナースを含む多職種チーム医療によって効率的な SDM を実践することと考えられる．多職種チーム医療が SDM の実践・遂行に有益かはエビデンスとして必ずしも明確ではないが，その重要性を示唆するデータを以下に紹介する．

　転移を伴う高齢者の進行前立腺がん患者を想定した医療者（泌尿器科医，腫瘍専門医，腫瘍専門ナース）へのアンケート調査がオランダから報告されている[10]．このなかで半数以上の医療者が，患者の意思決定は高齢のために受動的であり，医師に決定を委ねていると答え，70% の医療者が方針の決定に患者はもっとかかわるべきと答えていた．一方，専門ナースの多くが SDM に関するトレーニングを受けていたが，医師の半数以上は受けておらず，両者の間には大きなギャップがあった．この興味深い結果は，医師とナースが多職種チームを構築することで効果的な SDM を実践できる可能性を示唆している．

　患者中心医療のなかでナースの役割は拡大していると想定されるが，今までの検討の多くが，従来の医師-患者関係を重視するスキームのなかで行われたものであるため，ナースの役割に関する検討は十分とはいえない．とはいえ，臨床の現場ではナースの役割は明らかである．がん領域でのナースの役割に関する最近のレビューでは[11]，多職種医療チームのなかでナースが患者情報の収集や医師との情報の共有に大きな役割を果たしていること，患者への医療情報の重要な提供ソースを担っていること，ナースは最も信頼される医療者であることから患者の権利や決定権を擁護する立場にあると（患者から）捉えられていること，患者や家族に対して精神的なサポートを提供していること，患者家族がどうしたらよいかわからないような状況においてナースの役割が大きいこと（ただしこれはナースの背景要因にもよる），

身体状態の変化や治療評価で実質的な役割を果たしていることが挙げられている.

　以上より, 医師とナースによる多職種チーム医療は, SDM 推進に寄与することは明らかであり, このチーム構築は重要な役割を担うと考えられる.

4　腎不全領域における SDM 推進の動向

1) 医師の働き方改革と医療の効率化

　末期腎不全の療法選択と SDM を考えるに際して, 国内の医療環境の社会的変化を念頭におく必要があるだろう. そのキーワードは医師の働き方改革, そして医療の効率化である.

　社会全体の働き方改革が叫ばれるなかで, 医師(医療者)の働き方改革の推進も国政レベルでの重点課題となっている. これが重要であるのは 2023 年以降, 団塊の世代中心層が後期高齢者年齢を迎えるため, 医療の質を担保しつつ増加する高齢患者に対応しなければならないという切実な背景がある. 何も手を打たなければ医療者の労務量がさらに増大し, 医師に過度な負担がかかることは明らかである. 医師の燃えつき, これによる地域医療の崩壊も危惧される. かかる状況下で医師の健康確保と地域医療担保との両立実現を目指すために, 厚生労働省の「医師の働き方改革に関する検討会」では地域医療の実情を踏まえて時間外勤務の上限を提示している(2019 年 3 月). そして労務時間を短縮するために 2020 年診療報酬改定では業務の効率化に資する ICT(情報通信技術)の利活用の推進を, 経済財政諮問会議では「医療福祉サービス改革プラン」のなかで ICT・AI・ロボットなどの技術の活用や, 医師から他職種へのタスクシフティング(業務移管), 組織マネジメント改革などを挙げている(2019 年 3 月).

2) 腎代替療法の医療情報提供と診療報酬

　多様な合併症を有する高齢患者の激増に加えて, 慢性疾病患者の社会復帰や QOL 重視といった「患者中心の医療」へ社会がシフトしていく過程で, 要介護患者への対応, 透析患者の就業継続支援は, 現行の血液透析に偏った治療体制だけでは十分とはいえない[12, 13]. これに対して腹膜透析(peritoneal dialysis；PD)や家庭血液透析, そして腎移植を拡大して末期腎不全医療の幅を広げることで患者利益に繋がることが期待されている.

　しかし現状では血液透析選択が圧倒的に多い. この理由の 1 つに, 末期腎不全における腎代替療法選択のやり方に問題があることが指摘されてきた. 2006 年の国内アンケート調査によれば[14], 日本透析医学会の登録透析施設を対象とした調査で, 末期腎不全治療法に関する情報提供には偏りがあり, PD に関する情報提供は, PD を施行している施設に限られる傾向が強いことが確認されている[12]. その後, 2009 年の「日本透析医学会腹膜透析ガイドライン」[15]には, 血液透析に加え PD や腎移植の情報提供の必要性が盛り込まれたものの, 情報提供の不十分さは解消されていない.

　この現状を鑑みたとき, SDM に基づいて腎代替療法の情報提供をする意義はきわめて大きいだろう. 事実, 情報提供により, PD や腎移植の導入例が増加することが報告されている. しかしながら, 新たな問題点は SDM 実践により医療者の労務量が増大する可能性である. SDM を実践するにあたっては, 治療法に対する患者の理解が何よりも必要である. 十

分に納得するためには繰り返し細やかに対応する必要があり，これを1人の医師がすべて行うことは時間的に困難である．このため腎代替療法の説明のためには看護師らコメディカルスタッフを含むチーム医療による協働・分業が必要となる．この状況に対して2020年の診療報酬改定では，腎代替療法に対する情報提供に対して加点されるようになった（表11-1）．組織内での業務遂行が促進されるようなインセンティブがついている．

3）医療の効率化と SDM

上述した加点は1人の患者で2回までであるが，この診療報酬加算が実際の労務に見合うだけの経費として補填されうるのかについては疑問である．率直にいえば，十分な財政支援がない状況で SDM を推進する必要があるのが現在の姿であり，この状況は腎不全領域に限ったことではなく，ほぼすべての診療領域が直面する課題となっている．そこで必要になるのが医療の効率化である．

SDM においても効率化を追求する必要があると考える．このための準備として，治療法に関する説明書や決定支援ツールの準備，説明をするための時間枠の確保，SDM を実践するための多職種医療チームの構築などが挙げられる．一方で，これらの導入により業務の全体量が拡大しないようにしなければならない．効率化達成のためには，組織全体の業務の見直し（医師から他職種への業務移管），組織改革も必要になるかもしれない（組織マネジメント改革）．このなかで，ICT・AI・ロボットなどの技術の活用することは当然のこととなる．これらは，まさに経済財政諮問会議が提示しているプラン（前述）と重なるものだが，目的とするところは患者中心医療，医療の質向上のために行うことを忘れてはなるまい．そして最終的には，よりよい体制を創造できるかは医療者の意識改革にかかってくると思われる．

4）腎代替療法の治療選択に SDM を導入するための準備
a）療法選択のプロセス：従来のアプローチと SDM アプローチの違い

日本透析医学会による「腹膜透析ガイドライン2019」では[16]，「腹膜透析導入に際しては，血液透析，腹膜透析，さらに腎移植に関する十分な情報の提供を行い，同意のもと決定する（委員会オピニオン）」とし，同箇所の解説部分で「透析導入にあたっては，適切な医療情報の提供を患者本人，また必要に応じてその患者家族保護者や介護者に対して行う．情報の提供と同意にあたっては医師，看護師，医療ソーシャルワーカー，さらには臨床工学技士などを含めたチームで行うことが望ましい．透析導入時の情報の提供と同意にあたっては，末期腎不全の腎代替療法として血液透析，腹膜透析，さらに腎移植の3つの療法があること，さらにそれぞれの療法の利点，欠点を説明し，患者の十分な理解と，透析療法の選択を促すように指導する（抜粋）」とあり，情報提供の必要性を強調した旧2009年版を踏襲した内容となっている．医療情報を提示し十分な理解を得るという点においては SDM に沿っているが，これだけ行えば十分とはいえない．個々の患者が治療の選択に能動的に関与する，双方向性の意思決定プロセスを構築できるかが重要な点である．以下，そのためのポイントを挙げる．
b）患者意思決定支援ツール

患者や家族が能動的にかかわることができる状況を構築するためにはさまざまな工夫や検討が必要である．その1つが患者の意思決定を支援するガイドの作成である．国内では腎臓

表 11-1　令和 2 年診療報酬改定・移植を含めた**腎代替療法情報提供の評価**

Ⅰ．人工腎臓　導入期加算 1/導入期加算

●人工腎臓導入期加算の見直し

腎移植の推進に与する取組みや実績をより評価する観点から，人工腎臓の導入期加算について，算定実績の要件を見直す．	改定後 ［人工腎臓］ 導入期加算 1　200 点 導入期加算 2　500 点

（令和 2 年度診療報酬改定の概要　厚生労働省保険局医療課　令和 2 年 3 月 5 日版引用）

［導入期加算の施設基準］

(1)　導入期加算 1 の施設基準
　　関連学会の作成した資料又はそれらを参考に作成した資料に基づき，患者ごとの適応に応じて，腎代替療法について，患者に対し十分な説明を行っていること．
(2)　導入期加算 2 の施設基準
　　次のすべてを満たしていること．
　　ア　導入期加算 1 の施設基準を満たしていること．
　　イ　在宅自己腹膜灌流指導管理料を過去 1 年間で 12 回以上算定していること．
　　ウ　腎移植について，患者の希望に応じて適切に相談に応じており，かつ，腎移植に向けた手続きを行った患者が前年度に 3 人以上いること．なお，腎移植に向けた手続きを行った患者とは，臓器移植ネットワークに腎臓移植希望者として新規に登録された患者，先行的腎移植が実施された患者又は腎移植が実施され透析を離脱した患者をいう．

（厚生労働省保険局医療課長　保医発 0305 第 3 号「特掲診療料の施設基準等及びその届出に関する手続きの取扱いについて」より抜粋引用）

Ⅱ．腎代替療法指導管理料

●腎代替療法指導管理料の新設

透析開始前の保存期腎不全の段階から腎代替療法に関する説明・情報提供を実施した場合について新たな評価を行う．

（新）腎代替療法指導管理料　　500 点（患者 1 人につき 2 回に限る．）
［算定要件］
・対象となる患者は，次のいずれかの要件を満たす患者であること．
　　ア　慢性腎臓病の患者であって，3 月前までの直近 2 回の eGFR（mL/分/1.73 m^2）がいずれも 30 未満の場合
　　イ　急性進行性糸球体腎炎等による腎障害により，不可逆的に慢性腎臓病に至ると診断される場合
・適切と判断される時期に腎代替療法の情報提供を実施すること
・関連学会の作成した腎代替療法選択に係る資料又はそれらを参考に作成した資料に基づき説明を行うこと．

［施設基準］
・人工腎臓　導入期加算 2 の施設基準に準じる．
・以下の職種が連携して診療を行う体制があること．
　　ア　腎臓内科の診療に従事した経験を 3 年以上有する専任の常勤医師
　　イ　5 年以上看護師として医療に従事し，腎臓病患者の看護について 3 年以上の経験を有する専任の常勤看護師

（令和 2 年度診療報酬改定の概要　厚生労働省保険局医療課　令和 2 年 3 月 5 日版引用）

病 SDM 推進協会の冊子「腎臓病　あなたに合った治療法を選ぶために」がフリーで提供されている（付録②参照→161 頁）．

c）高齢者への配慮

高齢者に対する SDM には特別の配慮が必要である．自身が思う余命，社会・家庭環境，人生のイベント，健康状態などの要因が意思決定には複雑に影響するため，非導入も含めた治療決定までの経過は簡単ではない例も少なくない．意志決定支援ツールにしても高齢者に特化したものが必要だろう[17]．

d）ヘルスリテラシー

SDM を実践するうえで無視できない問題は，患者が健康情報を収集・理解して評価活用できる能力（ヘルスリテラシー）である．ヘルスリテラシーは患者予後に対する影響因子であり，当然のことながら患者の治療選択にも影響する[18]．この意味で，患者個々の能力に合わせた情報伝達・コミュニケーション技術の標準化も検討される必要がある．SDM はすべての人々を対象とするものであるが，ヘルスリテラシーに欠ける患者を SDM の場に参加させることは難しく，SDM を論じる以前の問題である．このような例では，パターナリズムあるいはインフォームド・アプローチが現実的な対応となる例は少なくない．保存期腎不全の時期からの長期にわたるヘルスリテラシー教育が求められる．

5　おわりに

SDM が重視され実践されるなかで，今後，潜在的な問題になるのはチーム医療としてかかわった場合，誰が SDM の全体を調整しまとめるかという点ではないかと思う．チームで行った場合，その間の調整，最終決定については誰かが対応しなければならない．主治医あるいはナースがその役割を担うのだろうか？　筆者の私見だが，医療チームとは独立した調整役，具体的には医療者と患者の間で両者にかかわる職種が SDM の進捗管理を担うのが適任かもしれないと考えている．SDM とパターナリズム，あるいはインフォームド・アプローチは概念としては明確に区分け可能だが，実際の医療現場でそれを客観的にモニターすることは当事者にとっては容易ではない．SDM の実践を，キャスト（医療者と患者）とプロデューサーの関係として捉えれば理解しやすいのではないか．この意味で SDM 実施には管理運営の体制構築も必要であり，今後の課題と考えている．

●引用文献

1）Hoffmann TC, et al：The connection between evidence-based medicine and shared decision making. JAMA 312：1295-1296, 2014

2）Charles C, et al：Decision-making in the physician-patient encounter：revisiting the shared treatment decision-making model. Soc Sci Med 49：651-661, 1999

3）Makoul G, et al：An integrative model of shared decision making in medical encounters. Patient Educ Couns 60：301-312, 2006

4）Bomhof-Roordink H, et al：Key components of shared decision making models：a systematic review. BMJ Open 9：e031763, 2019

5）Hajizadeh N, et al：Is Shared Decision Making for End-of-Life Decisions Associated With Better Outcomes as Compared to Other Forms of Decision Making? A Systematic Literature Review. MDM Policy Pract 1：2381468316642237, 2016

6）Légaré F, et al：Interventions for increasing the use of shared decision making by healthcare professionals. Cochrane Database Syst Rev 7：CD006732, 2018

7) Beach MC, et al：Realizing Shared Decision-making in Practice. JAMA（ahead of print）

8) Stacey D, et al：Decision aids for people facing health treatment or screening decisions. Cochrane Database Syst Rev 4：CD001431, 2017

9) Pieterse AH, et al：Shared Decision Making and the Importance of Time. JAMA 322：25-26, 2019

10) de Angst IB, et al：Should we involve patients more actively? Perspectives of the multidisciplinary team on shared decision-making for older patients with metastatic castration-resistant prostate cancer. J Geriatr Oncol 10：653-658, 2019

11) Tariman JD, et al：The evolving role of the nurse during the cancer treatment decision-making process：a literature review. Clin J Oncol Nurs 19：548-556, 2015

12) Nakayama M, et al：Social functioning and socioeconomic changes after introduction of regular dialysis treatment and impact of dialysis modality：a multi-centre survey of Japanese patients. Nephrology（Carlton）20：523-530, 2015

13) Kanno A, et al：Suboptimal initiation predicts short-term prognosis and vulnerability among very elderly patients who start haemodialysis. Nephrology（Carlton）24：94-101, 2019

14) 中野広文, 他：末期慢性腎不全に対する腎代替療法の情報提供に関するアンケート調査. 日腎誌 48：658-663, 2006

15) 中山昌明, 他：2009 年版　日本透析医学会「腹膜透析ガイドライン」. 透析会誌 42：285-315, 2009

16) 腹膜透析ガイドライン改訂ワーキンググループ（編）：腹膜透析ガイドライン 2019. 医学図書出版, pp3-7, 2019

17) van Weert JC, et al：Decision aids to help older people make health decisions：a systematic review and meta-analysis. BMC Med Inform Decis Mak 16：45, 2016

18) Devoe DJ, et al：Patient Education and Peritoneal Dialysis Modality Selection：A Systematic Review and Meta-analysis. Am J Kidney Dis 68：422-433, 2016

（中山昌明）

COLUMN

納得の透析導入は SDM が不可欠

　慢性腎臓病(CKD)の患者さんたちの透析導入を遅らせ，人生の QOL を高めるため保存期を少しでも長く保つための情報を発信しようと，腎臓サポート協会を 2001 年に設立．20 年近く活動してきて現在情報を求める会員数 16,000 人と，それなりの成果も上げてきた．

　まず，当協会の会員(以後，当会員)たちは全国の透析患者と比べると極端に透析導入を遅らせていることが，毎年行っているアンケートの結果からも顕著に示唆されている．また SDM を取り入れて患者さんとしっかり話し合いをもっている施設が多いからだろうか，腹膜透析(PD)の導入率が高いのも顕著な特徴である．全透析患者に占める PD の割合が約 3% なのに対して，当会員の PD 導入率は 30% を占めている．ということは仕事を続けながらの透析導入を考えている人や自宅にいる時間を大切にしたいと考えている人は，最終的には血液透析(HD)に移行することを理解したうえで，自動腹膜透析(APD)や PD で頑張る人が多いと考えられる．

　世界的にみてわが国の PD 導入率は極端に低く，その理由はきちんとした SDM が行われず，「そろそろ透析なのでシャントを作りましょう」と言われた患者が多いことにある．最近でこそ腎臓病の代替療法には，HD だけでなく PD，腎移植があることを全く説明しない施設は少数派だが，それでも「うちでは PD は扱っていないから，シャントを作りましょう」という施設が今でも少なくない．患者にとっても，清潔な施設で常に医療者が側にいて見守ってくれるほうが安心できる．地方都市では特にその傾向が見て取れる．

　当協会では設立の当初から，毎年 10 月に会員のアンケートを実施してきた．昨年秋のアンケートからは，これから透析を導入しようという患者がいかに SDM を望み，かつ，きちんと SDM を行った患者が，安心して穏やかな気持ちで透析を導入しているかが読み取れた．

　しかも当会員は保存期を長く継続している傾向も顕著で，保存期を 10 年以上，なかには 20 年以上保存期を続けている人も少なくない．腎臓病と診断されてから透析導入まで 2 年未満という人の割合が全透析患者の 30% 以上を占めるわが国の実情に比べて，優位に保存期をキープする人が多いことがわかる．

　やはり現在 SDM が一番進んでいるのは，がんの告知と治療選択の分野ではなかろうか．新薬の開発は日進月歩，遺伝子レベルでがんに立ち向かうこともできるようになり，今やがんは治る病気になりつつある．少し前までは家族のみに知らせ，本人に悟られないように腐心したものだった．末期の胃がん患者には「胃潰瘍」と言い張った．それ以前，40 年前には高名な医師が末期がんになられたときも，家族も弟子達も徹底的に嘘をつき通す努力をし，ご本人は当然気づいておられたはずだが，みんなの嘘を許容されていたお姿が印象に残っている．

　実は，私も 3 年前からがんと付き合い始めている．ステージⅡの食道がんが見つかり，長さ 5 cm の食道全周を内視鏡下で取り除き，その後も毎年，胃と食道のステージⅠのがんが発症，そのたびに内視鏡での処置で完治していたもので「私のはがんもどきだね」と自嘲的に言って完治を喜んでいた．その頃から咳喘息と診断され，咳止めと吸入で対応して

いたが，昨年暮れからの咳がいつもと違う気がしたものの CT の予約が3週間後といわれ，別の病院で CT を撮ってもらって肺がんを発見．PET や肺の組織を採取しての検査結果が出た2週間後には肺がんはさらに成長．病巣が心臓のすぐ裏にあるので医師との SDM で年齢のことも考えて手術を避けて抗がん剤での治療をスタートさせたところである．

　つい3年前までは全くがんとは無縁で，親族にも誰もがんで亡くなった人はいないし，何で私がとは思うが，これも平均寿命が大幅に延びた結果の，超高齢社会の負の一面かとも思う．これからがんと向き合い，医師のアドバイスを受けながらがんとつき合う人生が始まるというこのタイミングでこの原稿依頼を受け，いささか運命のいたずらを感じている次第である．

（松村満美子）

付 録

　本書では，末期腎不全での腎代替療法選択を例にとり SDM の実践手法を解説したが，SDM の対象となる場面は腎代替療法選択に限らない．健診で血尿や蛋白尿などの尿異常がみつかり，腎臓専門外来に受診した患者では，腎生検を含めたどのような検査を行うかの話し合いが始まる．腎生検を実施し，IgA 腎症と診断され場合にも，どのような薬物療法を行うか，扁桃腺摘除術を実施するかどうか，実施するとしたらいつ行うかなどの決定も，医学的エビデンスと患者の希望や不安を含めた複数回にわたる話し合いで決まるだろう．検査や治療の反応によってもその後の選択肢が変わっていくので，SDM のプロセスは数か月，数年にわたる話し合いに発展していくことも稀ではない．

　そのほか日常診療で遭遇することの多い代表的な対象例を以下に示すが，SDM の対象となる課題は多いので，表に示された事項に限られない．治療の有効性と緊急性が自明で，リスクが低い診療行為（市中肺炎に対する抗菌薬治療など）以外は，すべて SDM のアプローチの対象ともいえるからである．

対　象	主な選択肢
保健医療全般	
各種の健診	健診を受けるかどうか．スクリーニング検査の種類
人生の最終段階[1]	アドバンス・ケア・プランニング．最終段階での具体的治療法選択（人工呼吸器など）．生活の場設定（在宅，施設）
輸血	輸血を行うかどうか．血液製剤利用か自己血保存か．
がん医療	
各種のがん（検査）	スクリーニング検査を受けるかどうか．検査法の選択．検査結果が陽性だったときに精査を進めるかどうか
各種のがん（治療）	手術療法の術式選択．薬物療法の選択．経過観察と支持療法
乳がん	手術療法の術式選択，抗がん療法の選択，乳房再建術
前立腺がん	慎重な経過観察か手術療法か．術式の選択
救急・集中治療[2]	
呼吸不全	人工呼吸器使用か高頻度換気（HFV）か． 人工呼吸器離脱を何度も試みたが困難な場合に，離脱を目指すか，緩和ケアに移行するか
広範な脳梗塞	早期の減圧開頭術を行うか，内科的治療を行うか
各種検査の選択	胸痛や発熱に対する検査選択
治療の場所	外来加療か入院加療か

対　象	主な選択肢
心血管病変	
冠動脈疾患	検査法の選択(冠動脈造影，造影 CT など) 生活習慣改善，冠動脈形成術・経皮冠動脈インターベーション(PCI)，冠動脈バイパス術，薬物服用
動脈瘤(脳・大動脈)	スクリーニング検査を受けるかどうか
不整脈	ペースメーカー留置の有無
心房細動	薬物治療をするかどうか．薬物療法の選択(アスピリン，ワーファリン，DOAC)，アブレーション
心不全	薬物療法の選択．植込み型除細動器(ICD)を留置するか
弁膜症	弁形成術や弁置換術(機械弁か生体弁か)を実施するか．薬物療法の選択
末梢動脈疾患	生活習慣改善．薬物療法．手術療法
精神科[3, 4]	
アルツハイマー病	薬剤服用．在宅生活か施設入所か
認知症	薬物療法の選択．生活の場の選択．自動車運転の是非．経管栄養
うつ病	抗うつ薬を服用するかどうか．薬剤の選択．他の治療法
統合失調症	症状に関する情報共有，治療目標，治療選択
内科	
頭痛	検査や薬物療法を受けるか，またそれらの選択
睡眠障害	睡眠薬を服用するかどうか．薬剤の選択．生活習慣改善
脳卒中	経皮的血管形成術を受けるかどうか．薬物療法の選択．生活習慣改善
慢性腎臓病(保存期)	生活習慣改善の程度，薬物療法の選択
慢性糸球体腎炎	腎生検を実施するかどうか．扁摘・パルス療法を受けるかどうか
ネフローゼ症候群	腎生検を実施するかどうか．薬物療法の選択
多発性嚢胞腎	経過観察，トルバプタン療法
関節リウマチ	薬物療法の選択
肥満	生活習慣改善．手術療法の術式選択
高血圧	生活習慣改善，降圧薬の選択
脂質異常症	生活習慣改善か薬物療法か
糖尿病	生活習慣改善の程度と内容．薬物療法の選択．各種インスリン療法
ウイルス肝炎	薬物療法の選択
胆石	手術療法を受けるかどうか
甲状腺機能亢進症	放射性ヨード(放射性ヨウ素)，薬物療法，手術療法
整形外科	
手根管症候群	手術療法を受けるか，対症療法か
骨折	鎮痛薬を服用するかどうか．鎮痛薬の選択．神経ブロック．手術療法
椎間板ヘルニア	薬物療法，手術療法と各種選択
骨粗鬆症	骨粗鬆症の検査を受けるかどうか．薬物療法を受けるかどうか．薬物療法の選択

対　象	主な選択肢
耳鼻科	
花粉症	アレルギーショット，抗アレルギー薬内服
滲出性中耳炎	経過観察，鼓膜切開，アデノイド切除術
睡眠時無呼吸症候群	CPAP 療法，マウスピース，アデノイド摘出（アデノイドが原因となっている場合）
皮膚科	
アトピー性皮膚炎	薬物療法の選択
乾癬	薬物療法の選択，血球成分除去療法（関節性乾癬）
泌尿器科	
前立腺肥大	慎重な経過観察か薬物療法．外科療法と術式
尿失禁	運動療法．薬物療法．手術療法
眼科	
白内障[5]	経過観察か手術療法
近視	経過観察，眼鏡，コンタクトレンズなど近視矯正方法
産婦人科[6]	
授乳	母乳か人工乳か
子宮内膜症	各種治療法の選択
更年期障害[6]	HRT（ホルモン補充療法）ならびに薬剤選択

●引用文献

1) Sudore RL, et al：Defining Advance Care Planning for Adults：A Consensus Definition From a Multidisciplinary Delphi Panel. J Pain Symptom Manag 53：821-832, 2017
2) Probst MA, et al：Shared Decision making in the Emergency Department：A Guiding Framework for Clinicians. Ann Emerg Med 70：688-695, 2017
3) 国立精神・神経医療研究センター精神保健研究所社会復帰研究部：共同意思決定（SDM）を促進する PC ツールの効果測定. https://www.ncnp.go.jp/nimh/fukki/research/04.html（2020 年 7 月）
4) Slade M：Implementing shared decision making in routine mental health care. World Psychiatry 16：146-153, 2017
5) NHS RightCare：Shared decision making-cataracts. https://www.birminghamandsolihullccg.nhs.uk/about-us/publications/your-health/treatment-policies-leaflets/172-patient-decision-aid-cataracts/file（2020 年 7 月）
6) 患者さんやご家族のための意思決定ガイド：HRT（ホルモン補充療法）受ける？受けない？40 代からの私の生き方を考える　＊HRT：Hormone Replacement Therapy. https://www.healthliteracy.jp/decisionaid/decision/hrt40-hrthormone-replacement-therapy.html（2020 年 7 月）

（小松康宏）

　腎不全の治療選択は，その後の豊かな療養生活を送るための始まりの一歩です．

　本付録は，腎不全の治療法を選択する際に，患者さんやご家族と，医療スタッフで一緒に考えるための冊子ツールです．患者さんが病気や治療に関して十分理解し，1人ひとりの生活環境や習慣，好み，思いを医療スタッフと共有したうえで，その方が最も納得できる最善の治療法を選ぶために，ご活用ください．

〔腎臓病 SDM 推進協会ホームページ資料(https://www.ckdsdm.jp/document/document.html)より〕

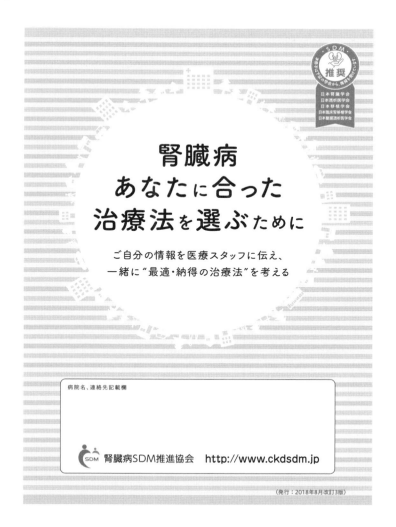

はじめに

　慢性腎臓病は、未だ腎不全への進行を完全に止めることができない病気です。

　しかしながら、その治療法は複数あり、患者さん一人ひとりに合った方法を医師や医療スタッフと相談しながら選んでいくことができます。

　腎臓の働きが低下し、透析を行わなければならないと言われても、それは腎臓病治療の終わりではなく、腎不全の治療と一緒に豊かな療養生活を送るための始まりの一歩なのです。

　あなたやご家族が、治療について何を知りたいか、どのような不安があるのか、人生において何を楽しみ、何を大切にしているのか。そして、どのような人生観をもち、どう過ごしていきたいのか——。

　患者さん一人ひとりの生活環境や習慣、好み、思いを、医師をはじめとした医療スタッフと共有し、病気や治療法に関しても十分に理解した上で、その方が最も納得される最善の治療法を選んでいく方法をShared Decision Making（シェアード・ディシジョン・メイキング：協働する意思決定）と呼んでいます。

　この冊子は、末期腎不全における治療法を選択していく中で、あなたのことを知り、医学的な情報が適切に伝わっているかを確認し、よりよい治療法を医療スタッフと一緒に選択するための、情報共有ツールです。

　今のあなたに合った治療法を納得して受けることができるように、担当の先生や看護師さんたちと一緒にこの冊子を活用していただけることを願っています。

腎臓病SDM推進協会

腎不全の治療について、正しく理解しましょう

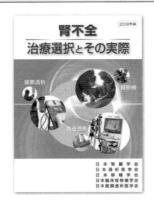

　「腎不全 治療選択とその実際」は、腎臓病と腎不全の治療について詳しく解説された冊子です。

日本腎臓学会、日本透析医学会、日本移植学会、日本臨床腎移植学会、日本腹膜透析医学会の専門家によって作成され、毎年情報を見直し、改訂版が出版されています。

　各治療法の理解を深めるために、活用してください。

自分に合った治療を納得して選ぶために

　どのような治療でも、治療に前向きに取り組むためには、患者さんが納得して治療を始めることがとても大切です。しかし、透析や移植が必要と言われたとき、大きな不安を持ちながら、医療情報を理解して、自分一人で治療を決定することは、決して容易なことではありません。

　治療についての情報を受け取るだけでなく、患者さんやご家族の情報を医療スタッフに伝えることで、どの治療が今の自分に合っているのか、医療スタッフと患者さん・ご家族がチームとなり、一緒に考えることができます。

治療を考える上で大切なポイント

● 治療が必要なことを理解しましょう

● 治療の選択肢について、理解しましょう

● 自分（や家族）の生活環境・ライフステージ、そして価値観等を
　医療スタッフに伝えましょう

● 医療スタッフと一緒に、どの治療を選ぶか考えましょう

この冊子の使い方

P4-6　**自分の今の生活について書き込む**
ご家族に相談しながら書き込んでもよいでしょう

P7-11　**病気や治療について、理解できているか確認する**
説明を聞きたい部分にチェックを入れて、医療スタッフに確認しましょう

P12-14　**透析に関して知っていることや、思いを整理する**
透析を始めた場合、生活がどのように変わるのかも考えてみましょう
不安なことやわからないことがあれば、遠慮なく書き込んでおきましょう

医療スタッフとの話し合いは、一回とは限りません。
また、治療法を一旦決定した後でも変更することもできます。
お互いに情報を持ち寄って、より自分に合った治療を見つけていきましょう。

自分や家族の状況について考えてみましょう

お名前		生年月日	明・大 昭・平 　　年　　月　　日

住　所	

ご家族について

同居の
ご家族
（夫、義母など）

別居の
ご家族
（娘、息子など）

ご自宅や生活の環境について

お住まいは？

☐ マンション/アパート　　　　☐ 一軒家

☐ 施設入所中　　　　　　　　☐ その他（　　　　　　　　　　）

普段外出する際の交通手段は？（いくつでも）

☐ 徒歩　　☐ 自転車　　☐ バス　　☐ 電車

☐ 車（自分運転）　　☐ 車（家族運転）　　☐ 介護タクシー

ペットの飼育について

ペットを飼っている　　☐ はい　　☐ いいえ

「はい」の場合　種類：　　／　　匹　種類：　　／　　匹　種類：　　／　　匹

家庭内での役割について

家事（主に炊事）を行っているのはどなたですか？

☐ 自分が中心　　☐ 自分以外が中心…それは誰ですか？

介護や子育てなどをしていますか？　　☐ はい　　☐ いいえ

その他家庭内での役割や特記すべきことがあれば教えてください

4

お仕事について

お仕事はされていますか？　　☐ はい　　　☐ いいえ

☐「はい」の場合　☐ 規則的　　　☐ 不規則

職種 ＿＿＿＿＿＿＿＿＿　通勤時間 ＿＿＿＿ 時間 ＿＿＿＿ 分

週 ＿＿＿＿ 回 ＿＿＿＿＿ 時 ～ ＿＿＿＿＿ 時まで　勤務

お仕事の内容や勤務場所、通勤方法などについて教えてください

その他役割について

地域の仕事、孫の習い事への送り迎えなど、役割があれば教えてください。

身体状況について

視力について、日常生活で困ることはありますか？　　☐ はい　　☐ いいえ
（メガネやコンタクトレンズをつけて問題がなければ「いいえ」）

聴力について、日常生活で困ることはありますか？　　☐ はい　　☐ いいえ
（補聴器をつけて問題がなければ「いいえ」）

歩く時に杖や車椅子を使いますか？　　☐ はい　　☐ いいえ

☐「はい」の場合　☐ 杖　　☐ 車椅子　　☐ その他（　　　　　　　）

日常生活をする上で、介助は必要ですか？　　☐ はい　　☐ いいえ

☐「はい」の場合　普段介助をしているのは誰ですか…

介助をしてくれる方は、仕事をしていますか？ ☐ はい　　☐ いいえ

利用しているサービスがあれば教えてください（いくつでも）

☐ 訪問看護　　☐ 訪問介護　　☐ 通所介護（デイサービスなど）
☐ 介護タクシー　　☐ その他（　　　　　　　　　　）

5

生活や趣味について

現在行っている趣味や習い事などはありますか？
また、旅行など生活の中で楽しみにしていること・いきがいなどを記載してください。

これから行いたいと思っていること・将来への希望はありますか？

心配事・不安について

病気や治療について、相談したり頼れる人はいますか？　　□ はい　　　□ いいえ

「はい」の場合　それは誰ですか？………………

経済的な不安はありますか？　　　　　　　　　　□ はい　　　□ いいえ

その他心配や不安に感じることについて、何でも記載してください。

病気や治療について確認してみましょう

腎不全やその治療に関して、復習してみましょう。
わからないことは、医師や看護師に説明してもらいましょう。

腎臓病について

理解した	説明してほしい	
		腎臓は次のような働きをしています。 ● 血液を濾過して尿をつくり、これを体の外に排泄しています。 ● 体の中の余分な水分や、酸・ミネラル、老廃物を尿として体の外に排泄しています。 ● 体に必要なものは再吸収して体内に留め、体内を一定の環境に維持しています。 ● 造血ホルモンをつくり、血圧のバランスを取り、貧血を防いでいます。 ● 骨の量や質の維持・カルシウムバランスの維持に努めています。
		慢性腎臓病は、ある程度まで進行すると元の正常な状態に回復しない病気です。
		腎臓の機能が5〜10%以下程度の末期腎不全になると、透析や移植が必要となります。
		つぎのような症状がある場合は早めに透析や移植が必要となる場合もあります。 ● 薬でコントロールできない心不全 ● 尿毒症（吐き気、食欲低下による栄養不良） ● 高カリウム血症　など
		末期腎不全で透析や移植を受けない場合は、生命が危険な状態となります。

7

腎不全の治療について

理解した	説明してほしい	
		末期腎不全の治療には、「透析療法」と「腎移植」があります。 ● 「透析療法」には、主に病院で行う「血液透析」と自宅で行う「腹膜透析」があり、それぞれに長所・短所があります。 ● 「腎移植」には、家族・配偶者から提供を受ける「生体腎移植」と脳死や心臓死になられた方から提供を受ける「献腎移植」があります。
		末期腎不全の治療は、医学的条件だけでなく、ライフスタイルや年齢・性格なども考慮して自分に最も合った治療法を選ぶ必要があります。
		末期腎不全の治療は、身体的状況や生活環境の変化によって、変更することができます。また、変更する必要が生じることもあります。 血液透析　←併用→　腹膜透析 腎移植 ※イメージ図
		透析にかかる医療費は年間500万円〜600万円、移植の場合は初年度800〜900万円（2年目以降年間200〜300万円）ですが、医療費助成制度を利用でき、自己負担を軽減できます。

治療の選択肢について

血液透析

理解した	説明してほしい	
		「血液透析」とは? ● 医療機関に通って行う透析です。 ● 血液を体外に取り出し、透析器に循環させて体内に戻すことで血液を浄化します。 ● 血液を透析器に送り込むために、血液流量の多い太い血管が必要となります。そこで、腕の動脈と静脈を手術でつなぎ合わせて「内シャント」を作ります。 ● 週3回通院し、専門の医療スタッフによって1回3〜5時間かけて行われます。 ● 自宅に透析装置を設置し、自分で透析を行う「在宅血液透析」という方法もあります。
		1週間の生活パターン ☀昼間に血液透析を受ける場合(例) 8:00〜13:00　8:00〜13:00　8:00〜13:00 月　火　水　木　金　土　日 🌙夜間に血液透析を受ける場合(例) 18:00〜22:00　18:00〜22:00　18:00〜22:00 月　火　水　木　金　土　日

治療の選択肢について

腹膜透析

理解した	説明してほしい	
		「腹膜透析」とは？ ● 自宅で行う治療で、通院は月に１〜２回程度です。 ● お腹の中に透析液を注入し、一定時間貯めた後、外に出すことで血液を浄化します。 ● 透析液の出し入れをするために、手術をしてカテーテル（チューブ）をお腹に埋め込みます。 ● 病状により、１日に１〜4回の透析液の出し入れをする方法（CAPD）と、夜間に機械を使って透析液を出し入れする方法（APD）があります。 ● 透析液バッグの交換に際して、高齢者や視力障害者、手の運動障害者に対して、機械を使用し、交換と殺菌を自動的に行う方法もあります。 ● 腹膜透析（週5〜6回）と血液透析（週1回）を併用する治療法もあります。
		CAPD １日に１〜4回、透析液を出し入れする方法です。
		APD 夜間、機械を使って透析液を出し入れする方法です。

腎移植（生体腎・献腎）

理解した	説明してほしい	
		「腎移植」とは？ ● 腎移植を受けた後は、健康な人とほぼ同様の生活ができますが、一般の慢性腎臓病と同様、腎機能が徐々に低下するリスクがあり、定期的な通院と、免疫抑制薬の服用が必要となります。 ● 生体腎移植の生着率（移植した腎臓が機能していて、透析に戻らなくてよい率）は1年で98.7%、5年で94.5%です。献腎移植の場合はこれより下回りますが、年々成績が改善しています[※]

年代別生着率（生体腎移植）[※]

	1年	5年	10年	15年
1983〜2000年	92.9%	81.9%	69.4%	60.3%
2001〜2009年	97.5%	93.6%	86.0%	75.8%
2010〜2015年	98.7%	94.5%	−	−

● 生体腎移植のドナーは血縁者（両親・兄弟姉妹・子供など6親等以内の血族）または配偶者と3親等以内の姻族が日本移植学会で認められている範囲です。

● 献腎移植を希望する場合は、日本臓器移植ネットワークへの登録が必要です。

● 現状、日本では、登録者の内、年間約2%弱の人しか献腎移植を受けられていない状況です。献腎登録後の移植平均待機期間は、約13年[※]となっています。

※日本移植学会「臓器移植ファクトブック2017」より

これからの治療に関わることについて、考えてみましょう

腎臓病の診断を受けた後、生活の中で工夫をしたり注意してきたこと、
大切にしている習慣などはありますか？

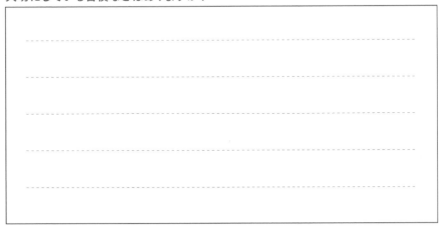

下記の項目について、ご自身の状況や気持ちに近いと思う番号に〇を付けてください

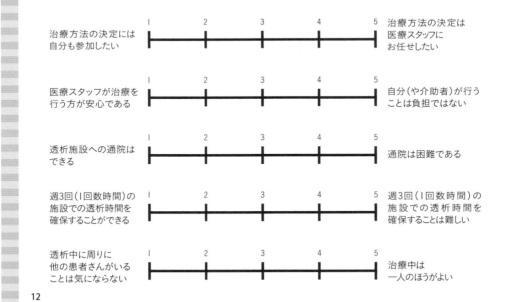

治療方法の決定には
自分も参加したい
　1　　2　　3　　4　　5　治療方法の決定は
医療スタッフに
お任せしたい

医療スタッフが治療を
行う方が安心である
　1　　2　　3　　4　　5　自分（や介助者）が行う
ことは負担ではない

透析施設への通院は
できる
　1　　2　　3　　4　　5　通院は困難である

週3回（1回数時間）の
施設での透析時間を
確保することができる
　1　　2　　3　　4　　5　週3回（1回数時間）の
施設での透析時間を
確保することは難しい

透析中に周りに
他の患者さんがいる
ことは気にならない
　1　　2　　3　　4　　5　治療中は
一人のほうがよい

現在の生活と、治療の関わりについて考えてみましょう

現在の生活と、治療の関わりについて考えてみましょう

		1	2	3	4	5	6	7	8	9	10	11	12	13	14	15	16	17	18	19	20	21	22	23	24	透析日
月																										
火																										
水																										
木																										
金																										
土																										
日																										
血液透析 HD																										週___回 ___時間
腹膜透析 CAPD																										週___回 1日___回
腹膜透析 APD																										週___回 ___時間

治療に要する時間や曜日は、医療スタッフに確認しましょう

13

ご自身やご家族の現在の状況、これからの生活を考え、治療の特徴を知った上で、治療法を選択しましょう

不安や疑問は、医療スタッフに伝え相談しましょう

治療法に対するイメージや気持ち

血液透析

腹膜透析

移植

不安や疑問点

その他メモ

14

面談の記録

面談日時	内容の記録やコメント （医療スタッフ記入）	
年 月　日 ＿＿：＿＿ 〜＿＿：＿＿	....	
	説明者サイン：	患者サイン：
年 月　日 ＿＿：＿＿ 〜＿＿：＿＿	....	
	説明者サイン：	患者サイン：
年 月　日 ＿＿：＿＿ 〜＿＿：＿＿	....	
	説明者サイン：	患者サイン：
年 月　日 ＿＿：＿＿ 〜＿＿：＿＿	....	
	説明者サイン：	患者サイン：
年 月　日 ＿＿：＿＿ 〜＿＿：＿＿	....	
	説明者サイン：	患者サイン：

③ SDM 実践に役立つ「金のフレーズ」集

患者さんと一緒に治療法を考えていくなかで，医療者の気持ちがうまく伝わらないこともあります．患者さんとの良好なコミュニケーションを支援するフレーズをご紹介します．
SDM を行ううえで，有用なフレーズですので，是非活用してみてください．
〔腎臓病 SDM 推進協会ホームページ資料(https://www.ckdsdm.jp/document/document.html)より〕

1　患者さんの気持ちに寄り添い，医療者からの支援を伝える

- 「あなたの選択をサポートします」
- 「今までと同じように，これからもサポートしていきます」
- 「これからも幸せに生きていくための治療法を一緒に選びましょう」
- 「今後出てくる不安についてもサポートしていきます」
- 「今までの話のなかで，わかりづらいことはありますか？」
- 「今の話で，何か質問はありますか？」
- 「今までの話のなかで心配なことはありますか？」
- 「一緒に考えていきましょう」
- 「今日だけでなくこれからもずっと一緒に考えていきましょう」
- 「自分の腎臓ではまかなえないので，透析で補っていきたい．サポートさせてください．一緒に考えさせてください」("サポート"というキーワード)
- 「何回も話し合う機会をつくりますので」
- 「一度治療が始まったあとでも，治療の変更についても一緒に考えていきます」
- 「どの治療法を選んでも，しっかりバックアップします」
- 「相談に乗りますよ」
- 「私たちと一緒に頑張りましょう」
- 「何回も話し合う機会をつくります」
- 「自分に一番適した治療法を最終的に選べるようにサポートします」

2　治療法を前向きに捉えてもらえるように表現する

- 「療法選択は選択しなおすことができるので，とりあえずやってみよう」
- 「延命治療」ではなく「命をつなぐ」などの言葉
- 保存期で頑張った患者さんが導入となり落胆する気持ちを受け止め，「こんなに頑張った

ので，次の治療に至る猶予ができました」
- 「患者さんらしく生きるために透析がある，透析のために生活があるわけではない」
- 透析を始めることで，「次のステップへ…」「新たな人生を…」
- 「生活に寄り添った治療」「生活に負担が少ない」「どの治療が生活に馴染んでいるか」
- 「ライフスタイルに合わせた治療を…」
- 「患者さんの家族のステージが変更したときに治療の変更を検討してもよい」
- 「何かを我慢するとか諦めるのではなく，やりたいことをやっていくためにどういう治療がよいのか一緒に考えていきましょう」
- 「透析は 1 人で行うものではなく，周りの人と行う治療です」
- 「○○さんが元気でなければお孫さん（△△さん）が心配するでしょう」（患者さんが大切に思っている△△さんを引き合いに出す）
- 「大丈夫，どの治療でもあなたならできますよ」

❸ 看護師の気持ちを伝える

- 「チームで○○さんをサポートします」
- 「◇◇先生がいるから大丈夫だよ」
- 「みなさん初めはショックを受けられます」
- 「大丈夫，どの治療でもあなたならできますよ」
- 「大丈夫，どの治療でもできるように応援しますから」
- 「どの治療を選んでもしっかりサポートします」

❹ 治療法をイメージしてもらう

- 「あなたの生活パターンにこのように透析が入ります」
- 「どのような療養生活になるか一緒に考えてみましょう」
- 「実際に見学することもできますよ」

❺ 患者さんの意思，人生観を聞き出す

- 「患者さんが一番優先したいことは何ですか？」
- 「あなたらしく生きていく方法を考えましょう」
- 「治療において，何が一番，嫌ですか」
- 「治療生活でどうしても譲れないことはなんですか？」
- 「治療するにあたり，何が一番気になりますか？　心配ですか？」
- 「あなたの生きがいをお守りします」

⑥ 介護者，ご家族への言葉

- 「ご家族はどのように考えていますか」
- 「ご家族は，何を不安に感じていますか？」
- 「今まで奥さん（介護者）も一緒に頑張ってご主人（患者）を支えて来られたんですね」
- 「透析導入が必要とはなりましたが，いままでよく頑張って治療を継続されました」
- 「透析導入が必要になったのは，患者さんやご家族のせいではなく，腎臓の病気のせいなんですよ」

⑦ 医療者の考えを伝える

- 「私たちの意見をまとめますと，○○が，よいのではないかという話になりました」
- 「私たちからのお勧めは，第一に○○治療，第二に△△，第三に◎◎がAさんにはよいと考えています」
- 「○○さんへの私たちのおすすめの治療は△△です．ほかにはこのような選択肢があります」
- 「これが最終決定ではなく，治療法はいつでも変えることが可能です」

SDM の具体例
─聖路加国際病院の腎代替療法選択外来

　聖路加国際病院の腎センターでは，腎代替療法説明プロトコールに基づいたナースによる患者面談が実施されてきた．そのようななか，高齢患者の増加など複雑化する末期腎不全医療の状況を踏まえ，チーム医療による医療情報提供と患者の意思決定の支援体制を強化する目的で，2018 年から新たに腎代替療法選択外来を開設した．2019 年からは患者意思決定支援ツールとして，腎臓病 SDM 推進協会の冊子「腎臓病　あなたに合った治療法を選ぶために」（付録②参照→161 頁）を使用し SDM へのアプローチを強化した．以下にその具体的内容を紹介し，現在までの経験でみえてきた課題を整理する．

1　腎代替療法選択外来の体制

　本外来は，末期腎不全のために腎代替療法（renal replacement therapy；RRT）が必要になると判断された患者を対象に，RRT の選択，治療の方針を決定するために行うものである．チーム医療体制で運営されており，末期腎不全医療に十分な経験を有する医師（腎臓専門医・透析専門医）ならびにナース（腎不全認定看護師）が担当している．医師面談のための外来は週 2 回で，各 1 時間の枠を当院の腎臓病クリニック外来（通常の外来）に設けている．

2　外来の流れと内容（図 1）

　初回面談時では，医師との面談に先立って，まず担当ナースが患者・家族と面談し，患者の家庭・社会的環境の確認を行う（RRT 0）．この際に，上述の冊子「腎臓病　あなたに合った治療法を選ぶために」を用いて，患者の嗜好，意向，希望事項などの聞き取りを行う．その後，患者は医師と面談するが，このなかでは RRT 導入に際して，患者が理解しておく必要がある重要なポイントについて説明と確認を行う．具体的には，患者の腎機能の程度，尿毒症症状の出現との関連，透析治療導入する医学的理由，RRT が必要となる予測時期，計画的に準備を進める医学的理由，透析治療法の基本的な違いと治療による予後への影響について，そして透析を希望しない場合についてである[附則 1]．これらの点については，外来主治医が通常の外来診療枠のなかですでにやり取りしている場合が多いが，改めて確認することで知識を整理し，その後の話し合いをスムーズにさせるためにも重要と考えている．以上が医師との初回面談内容である．対応時間として 1 時間を設けている．面談には担当ナースが同席する．

　医師との面談終了後，引き続き，ナースとの面談を行う（RRT 1）．内容は，医師との面談内容の理解度，面談を踏まえての患者からの新たな疑問点や心配事項の確認といった情報収集

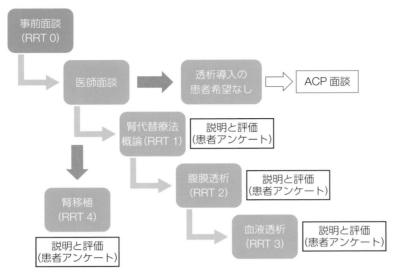

図1 聖路加国際病院での腎代替療法選択説明の流れ

である．情報は医師にフィードバックされる．

　初回面談後，ナースはRRTの具体的な説明ステップとして，その後2～3回のナースによる面談(RRT 2, 3)を実施し(表1)，血液透析，腹膜透析の紹介へと進む．具体的な説明をするなかで，患者・家族と担当ナースとの間での話し合いの結果や外来主治医の意見も踏まえて，患者の最終的な意思を確認する．結果が外来主治医に伝えられ導入準備が開始される．ナースが患者・家族との面談で要する時間は患者によりさまざまであるが，各RRT面談時間は1時間を超えることは少なくない．

　なお腎移植(RRT 4)を希望する場合は，ナース面談RRT 2～3を経ないで，RRT 4に進む場合もある．透析を希望しない場合，尿毒症症状進行に伴う医学的対応を説明したうえで，それでも意思が明確である場合はアドバンス・ケア・プランニング(ACP)面談を予定する．

※附則1 医師の具体的説明内容のポイント

　現在まで，本外来の担当医師は該当患者の外来主治医とは全く別の特定医師(腎臓内科部長)に固定して対応している．主治医と患者の関係ではない客観的立場にいる医師からの情報提供と説明を行うことにより，患者にRRTのためのスタートを切りやすくしてもらうという心理的効果も狙っている．

　RRTに関する話し合いを始める時期として，ガイドラインではCKDステージでG5，eGFRで15 mL/分/1.73 m² 未満としているが，当院では少なくとも定期的に外来通院している例では，目安として10 mL/分/1.73 m² を割った時点としている．これは保存期治療にてG5のレベルにあっても，年余にわたり安定した腎機能を保持している例も少ないことを勘案したものである．尿毒症の自覚症状にかける場合が多いため，尿毒症症状が出現する時期は個人差が大きい点，計画導入を行わない場合，合併症発症の危険性が増し，生命予後が不良となることを説明している．

　国内の透析導入時の腎機能レベルがeGFRで6～8 mL/分/1.73 m² であることを踏まえ，それまでには透析の準備，血液透析(HD)ではシャント作製，腹膜透析(PD)ではカテーテル埋め込みを行うことを推奨する．HDとPDの治療法の違いについては通院型と在宅型であること，生命予後については5～10年予後に違いはないことを説明し，その選択については特別の禁忌要因がない限り患者の希望に沿うことを伝えている．治療法の具体的な内容と生活への影響については，ナースに具体的な説明を依頼している．

表1　腎代替療法(RRT)療法説明における各ステップの目標(聖路加国際病院)

Step	RRT 0	RRT 1	RRT 2	RRT 3	RRT 3'
内容	説明前準備	RRT 概論	腹膜透析(PD)	血液透析(HD)	腎移植概論
目標	①現在の腎機能を理解し，今後本人と家族が医療者と面接を重ね，RRT選択説明を受ける必要があることが理解できる	①RRTの種類と大まかな特徴を理解することができる	①PDの特徴，治療内容を理解できる	①HD，在宅血液透析(HHD)の特徴，治療内容を理解できる	①移植の特徴，治療内容を理解できる
目標	②RRT選択にあたって，思いや不安を表出することができる	②現在の日常生活が各RRTを導入するにあたってどのように変化するかを知り，自分に合う方法を選ぶことが必要であることが理解できる	②PD 1stを理解できる	②透析施設見学を通して，治療の実際を知り，HD導入後の日常生活がイメージできる	②移植後の日常生活がイメージできる

(聖路加国際病院腎センター・腎臓病クリニック　2016年2月改訂版より抜粋)

③ 腎代替療法選択外来を実施する際の課題の整理

　腎代替療法選択外来では，医師ならびにナースともに患者心理面への配慮，そして具体的な説明内容(医学的エビデンスを含む)を整理し，アップデートしておくことが重要である．

A・患者心理面への配慮

　RRTの話し合いにおいて，一般的に行われてきた説明の流れは「それぞれの療法の利点，欠点を説明し，患者の十分な理解を得て，療法の選択を促す」といったものである．しかし，このフローの課題として，話し合いの主体は治療の各論になりがちであり，治療導入後のライフスタイルの具体的なイメージが希薄なまま治療法が選択される点などが挙げられる．末期腎不全，透析療法を完全に理解して医療者と話し合える患者は多くない．患者にとっては，特に真摯に保存期腎不全治療に取り組んできた方にとっては，腎機能回復の可能性がないことを受け入れることは簡単ではなく心理的・精神的に大きな負担となる．このために必要となるのが，患者が抱く将来の生活像イメージや希望，そして医療者からの支援である．RRTの選択プロセスは次の人生ステップを踏むために重要であり，医療者はその過程を継続的に支援する必要がある．治療に対する患者の能動的なかかわり，医療者への信頼感の醸成は患者予後の向上にもつながると考えている．

B・具体的な説明内容

　わが国の既存の療法説明パンフレットには医学的エビデンスを明確に記載したものはない．

　SDM が EBM を補完するものであるなら，患者へのエビデンスの提示が前提になる．海外では，SDM 実践の際には治療法別の生命予後も情報提供するのは当然とする施設・地域もある．当施設においては，予後については中期までの比較では PD と HD はほぼ同等であること，主な合併症治療は標準化されており適切に対応できることを説明している．このなかで問題になるのは高齢者とその家族への対応である．例えば，高齢患者の生命予後や合併症などの説明は大変デリケートであり，そもそもエビデンスがない場合も多い．特に超高齢者の場合，標準治療で対応することが医学的・社会的に適切とはいえないこともある．今後は高齢者に特化した基準や対応策を講じるべきと考えている．

　一方，説明支援ツールの充実は高齢者も含めてすべての年齢層にとって大変重要であるが，その内容が現状に合わない点もある．例えば，一般向けの PD の紹介資料では，連続携行式腹膜透析(CAPD)あるいは夜間のみの自動腹膜透析(APD)の紹介に限定したものが主体であり，残存腎機能がある例での低頻度 PD(インクリメンタル PD)や併用療法，そして緩和医療を基本目的とした PD ラスト(→103 頁)に関する情報は紹介されていないか，あっても内容は限られる．最新情報を医療者間でどのように共有するかも課題である．

　以上，当院で実施している腎代替療法選択外来の概要を紹介し，われわれの経験のなかで感じている課題を提示した．当院では医師とナースが協働・分担して SDM を実践しているが，内容を向上させるためには検証が必要であるのはいうまでもない．これを経て，よりよいシステムを構築したいと考えている．

(中山昌明)

索引